Ullstein

Christian Lauritzen

Keine Angst vor den Wechseljahren!

Ohne Beschwerden durch die Lebensmitte

Ullstein

Sachbuch
Ullstein Buch Nr. 35277
im Verlag Ullstein GmbH,
Frankfurt/M – Berlin

Originalausgabe

Umschlaggestaltung:
Theodor Bayer-Eynck
Unter Verwendung einer Abbildung von
David de Lossy/Image Bank

Printed in Germany 1996
Gesamtherstellung:
Ebner Ulm
ISBN 3 548 35277 4

August 1996
Gedruckt auf alterungs-
beständigem Papier mit
chlorfrei gebleichtem Zellstoff

Die Deutsche Bibliothek –
CIP-Einheitsaufnahme

Lauritzen, Christian:
Keine Angst vor den Wechseljahren! :
ohne Beschwerden durch die
Lebensmitte / Christian Lauritzen . –
Orig.-Ausg. – Frankfurt/M ; Berlin :
Ullstein, 1996
   (Ullstein-Buch ; Nr. 35277 : Sachbuch)
   ISBN 3-548-35277-4
NE: GT

Inhaltsverzeichnis

V. Der Gang zum Arzt

VII. Einwände

Vorwort

Liebe Leserin,

Sie kommen vielleicht gerade in das Alter, in dem die Wechseljahre eintreten, oder aber Sie haben bereits eine Zeit recht unangenehmer Beschwerden hinter sich. Jetzt möchten Sie sich kundig machen, sich vor allem über die zur Verfügung stehenden Behandlungsmöglichkeiten unterrichten lassen oder selbst überprüfen können, ob die Ihnen verordneten Maßnahmen und Arzneimittel wirklich für Ihren Fall die denkbar beste Lösung darstellen. Sie kennen möglicherweise warnende Beispiele unterlassener Hormonbehandlung aus Ihrem Freundes- und Bekanntenkreis und wollen mehr über die drohenden Spätfolgen des Östrogenmangels in und nach den Wechseljahren wissen, aber es kann auch sein, daß Sie Bedenken gegen Hormone haben und darüber nähere Aufklärung wünschen.

Dieses Buch wird Ihnen gut verständlich alles Wichtige, Notwendige und Wissenswerte darüber mitteilen. Es will Sie dazu anleiten, Ihre Beschwerden besser zu verstehen und wirkungsvoller zu bekämpfen. Es kann Sie damit zu einer vom Grundwissen her gleichwertigeren Gesprächspartnerin Ihres Arztes machen, weil Sie aufgrund der erlangten Information in der Lage sind, die richtigen Fragen zu stellen.

Es gibt kaum ein Gebiet der Medizin, über das wir so viel wissen, wie über die Wechseljahre und deren Hormonbehandlung. All diese auch für den Fachmann kaum noch überschaubaren Erkenntnisse wurden erarbeitet, um Sie und Ihre Altersgenossinnen leichter und schadlos durch die kritischen Jahre zu bringen. Damit Ihnen die Ergebnisse der Wissenschaft wirklich zugute kommen, befindet sich dieses Buch auf dem allerneuesten Stande des Wissens. Es beruht zudem auf einer vierzigjährigen Erfahrung des Verfassers als Frauenarzt und Leiter einer Universitäts-Frauenklinik mit dem Spezialgebiet »Wechseljahre«.

Aus vielen Gesprächen kenne ich die zahlreichen Ängste und Vorurteile mancher Frauen gegenüber Hormonen. Ich versichere Ihnen, daß diese unberechtigt sind – und zwar dann, wenn sachgerecht behandelt wird, nämlich unter Berücksichtigung der Besonderheiten und der Bedürfnisse der Patientin. Bitte vertrauen Sie sich meinem Rat an. Ich möchte auch Ihnen helfen, wie so vielen Frauen vorher. Die Wechseljahre müssen keine schlimme Erfahrung sein. Wenn die Beschwerden wirklich kaum auszuhalten sind, gibt es ja wirksame Hilfe. Suchen Sie sich dann vor allem einen verständnisvollen Arzt mit gediegenen Kenntnissen in der Hormonbehandlung, damit Sie bestmöglich betreut werden. Wie dies möglich ist, werden Sie im folgenden erfahren.

Die Wechseljahre bedeuten eine Lebenswende, die von der Betroffenen innerlich angenommen und seelisch verarbeitet werden muß. Der oft so gefürchtete Daseinsabschnitt stellt aber auch eine aktiv nutzbare Chance für einen neuen Anfang dar. Überlegen Sie also, wo und wie Sie Ihr Leben vorteilhaft verändern können und ob Sie jetzt nicht endlich in der Lage sind, das zu verwirklichen, was Sie sich früher schon immer gewünscht haben. Zeigen Sie Mut zur Veränderung!

Hormone und die sonstigen Hilfen, die Ihnen Ihr Arzt empfiehlt, können Ihnen dabei helfen, alle Probleme leichter zu bewältigen. Sie werden Ihnen die Last unnötiger Beschwerden ersparen, Ihre körperliche und seelische Leistungsfähigkeit wiederherstellen, die Lebensqualität verbessern und Sie vor denjenigen Krankheiten bewahren, die hauptsächlich als Folge des Östrogenmangels auftreten. All diese Maßnahmen werden dazu dienen, Ihnen – soweit möglich – ein unbeschwertes Alter zu gewährleisten.

Für ungeduldige Leserinnen sei darauf hingewiesen, daß es nicht unbedingt erforderlich ist, das Buch von vorne bis hinten vollständig durchzulesen. Wählen Sie aus, was Sie am meisten interessiert. Es wurde versucht, jedes Kapitel auch ohne Kenntnis der vorherigen verständlich abzufassen.

In dem Alter, das Sie erreicht haben, besitzen Sie Reife und Lebensklugheit. Sie haben sich eine durch Erleben und Nachdenken geläuterte Erfahrung erworben. Suchen Sie jetzt, mit Hilfe dieser Eigenschaften die besten in Ihnen schlummernden Anlagen weiterzuentwickeln. Bemühen Sie sich, bewußt

Ihre Persönlichkeit zu vervollkommnen. Es werden sich Ihnen daraus neue Wege und Erfahrungen der Selbstfindung, der Selbstverwirklichung und der Lebensfreude eröffnen.

Der Übergang in die Wechseljahre und in das Alter muß also keinen Abstieg bedeuten. Die Frau über 50 hat heute alle Möglichkeiten, mehr aus Ihrem Dasein zu machen. Sie kann attraktiv sein, weltoffen, allen schönen Dingen und den Werten des Lebens zugeneigt. Die Jahre, die bisher nur bei den Männern als die besten galten, können auch für die gleichalterigen Frauen zu den erfülltesten und lebenswertesten werden. Alles liegt bei Ihnen, wenn Sie es nur verstehen, die Möglichkeiten zu nutzen, die Ihnen geboten werden.

Ich wünsche Ihnen, liebe Leserin, viel Glück, die nötigen Erfolgserlebnisse, vor allem aber Gesundheit, Freude und Zufriedenheit in dem bevorstehenden Lebensabschnitt.

Professor Dr. med. C. Lauritzen
emer. Direktor der Universitäts-Frauenklinik Ulm
Präsident der Menopausegesellschaft
Deutschsprachiger Länder
Ehrenvorsitzender der Deutschen Menopausegesellschaft
Leiter des Instituts für Gynäkologische Endokrinologie
Menopause- und Sterilitätsforschung, Ulm

I. Ein neuer Lebensabschnitt

Fragen und Zweifel

Was wird jetzt wohl auf mich zukommen, so fragt sich gewiß manche Frau zu Beginn der »kritischen Jahre«. In dieser Frage liegt die Angst vor einer ungewissen Zukunft, vor der Bürde des Alterns, vor Krankheiten und vor dem Verlust der Jugendlichkeit und damit auch der Anziehungskraft für das andere Geschlecht. Hier geschieht etwas, das man nicht oder nur wenig beeinflussen kann. Von älteren Frauen hat man über diese Zeit beängstigende Auskünfte erhalten.

Die Frau im Wechsel fühlt sich oft weniger entschlußfreudig und im Vergleich zu früher eingeschränkt leistungsfähig. Ihre Beschwerden beunruhigen sie. Der Blick in den Spiegel kann sie nicht trösten. Die Angehörigen, der Ehemann und die Kinder zeigen meist wenig Verständnis, wenn sie jetzt einmal nervös, ruhebedürftig, ungerecht oder gar aggressiv ist. Mutter muß immer funktionieren. Alles, meinen sie, soll sein wie früher.

Sie will ja, aber es geht nicht. Warum nur? Es liegt doch voraussichtlich noch fast ein Drittel des Lebens vor ihr, der Frau um die fünfzig. Sollen diese Jahre mit solchen Beschwerden und Sorgen und dem Verlust der Lebensfreude beschwert sein?

Nein, es gibt viele Möglichkeiten, diesen Frauen zu helfen. Dabei spielt der Ersatz der fehlenden Eierstockhormone eine wichtige Rolle. Genau so wichtig ist aber Ihre Bereitschaft aus sich herauszugehen, Abhilfe zu suchen und nicht alle Beschwerden als gegeben hinzunehmen. Informieren Sie sich zunächst. Zu wissen, was kommt, vorbereitet zu sein ist das beste Mittel, Unsicherheit und Ängstlichkeit zu überwinden. Sachkenntnis zu erwerben ist die notwendige Voraussetzung für richtige Entscheidungen und sachgerechtes Handeln. Lernen Sie daher zunächst einmal verstehen, was in den Wechseljahren geschieht und welche Rolle die Hormone dabei spielen. Daraufhin wird die grundsätzliche Entscheidung anstehen, ob Sie Hormone überhaupt nehmen wollen, schließlich der Entschluß zum Arztbesuch mit der notwendigen individuellen Beratung. Vielleicht wäre ja ohnehin eine Vorsorgeuntersuchung fällig.

Vorher wäre aber noch einiges zu besprechen, denn es sind ja nicht nur die durch das Fehlen der Hormone verursachten zahlreichen Beschwerden, die bewältigt werden müssen. Gerade im Wechseljahrsalter kommen eine Reihe äußerer Lebensumstände und Ereignisse hinzu, welche die Umstellung erschweren.

Lebensumstände der Frau in den Wechseljahren

Die Wechseljahre sind nicht nur eine Zeit der bedeutenden Umstellungen im Hormonsystem, gekennzeichnet durch den Ausfall des Gelbkörperhormons Progesteron, durch das Absinken der Östrogene und das Auftreten erster Alterserscheinungen, zusätzlich stellt sich im Alter um das 50. Lebensjahr eine Reihe von Veränderungen der Lebensumstände ein, welche die Frau veranlassen, ihre Rolle in der Familie und in der Gesellschaft neu zu überdenken. Der Wechsel ist eine Phase des Abschieds, des Verlusts. Das Aufhören der Fruchtbarkeit bedeutet für manche Frauen aber sicherlich auch eine Befreiung von der Angst vor einer unerwünschten Schwangerschaft, von den Zwängen der Verhütung, von den Beschwerden vor und während der monatlichen Blutung. Immerhin verliert man aber doch unwiderruflich mit der Fortpflanzungsmöglichkeit ein Attribut der Jugendlichkeit und einen wesentlichen Teil der fraulichen Möglichkeiten, die einem mit der Geschlechtsreife gegeben wurden.

Es kommt hinzu, daß die Kinder in dieser Altersstufe der Eltern das Haus verlassen. Für eine Mutter, die all ihre Liebe und Kraft den Kindern gegeben hat, mag dann die Frage aufkommen: Wer braucht mich jetzt noch? Die Psychologen sprechen von dem »Gefühl des leeren Nests«. Die Ehe bietet vielleicht auch nicht mehr den Rückhalt, den sie in früheren

Jahren gab. Der Mann hat im Beruf seine eigenen Sorgen und abweichende Interessen, die für ihn jetzt im Vordergrund stehen. Beide sind ältere Arbeitnehmer, Freiberufler oder Unternehmer mit den sich einstellenden Problemen. In anderen Fällen mögen die Eheleute spüren, daß sie nun wieder auf ihre Zweisamkeit angewiesen sind und wie sehr sie einander gerade jetzt brauchen.

Überhaupt wird nun häufig eine Art Bilanz gezogen: Was habe ich in meinem Leben gewollt und mir gewünscht, und was habe ich tatsächlich erreicht? Das Ergebnis wird nicht immer positiv ausfallen. Die Angst vor Erkrankungen in dem heraufziehenden dritten Lebensabschnitt ist weit verbreitet und auch nicht unberechtigt; denn gerade bei der Frau nimmt im Alter zwischen 50 und 60 Jahren die Häufigkeit von Krankheiten erheblich zu. Senkungs- oder Geschwulstoperationen werden nötig. Um die gleiche Zeit werden die Eltern häufig pflegebedürftig oder sterben. Dies bedeutet für die meisten Betroffenen eine hohe Belastung oder den endgültigen Abschied von der Geborgenheit in der Liebe der Eltern, die bis dahin immer gegenwärtig war.

Nicht jedem Menschen ist es gegeben, sich als Ausgleich neuen Interessengebieten und Tätigkeiten zuzuwenden, also dem früher erlernten Beruf oder sozialen Aufgaben und künstlerischen Betätigungen. Ist das aber möglich, so kann sinnvolle Beschäftigung eine große Hilfe sein.

Aber was kann man tun, wenn einem die Beschwerden durch den Hormonmangel so zusetzen, daß jede Entschlußfreudigkeit und Tatkraft gelähmt wird? Diese Frage möchte ich Ihnen im folgenden beantworten.

Psychologie der Wechseljahre

Alle Verluste, die einen Menschen treffen, müssen seelisch verarbeitet werden. Das Ergebnis einer solchen Verarbeitung von Kränkung oder Trauer ist die innerliche Annahme und Anerkennung der aus dem Ereignis folgenden Veränderungen. Im besten Falle kann eine Wendung zum Positiven erfolgen, beispielsweise durch die Erschließung neuer Anschauungen oder Sinngebungen und die Schaffung neuer Möglichkeiten der Lebensgestaltung. Die Auseinandersetzung mit dem unwiederbringlichen Vergehen der Jugend und mit dem körperlichen und geistigen Altern ist als Verlust ebenso von jedem zu leisten und letztlich zu akzeptieren. Die Grenzen und die verbleibenden Möglichkeiten des dritten, letzten Lebensabschnittes müssen langsam in das Bewußtsein aufgenommen und durch Bewältigungsstrategien zum Guten gewendet werden. Nachdenken ohne Beschönigung der Tatsachen und danach ein zielgerichtetes Handeln können den Betroffenen der Lösung seines Problems näher bringen.

Das kann natürlich schwierig sein, wenn schlechtes Befinden, Leistungsunfähigkeit, Schlaflosigkeit und Depressionen oder andere starke Beschwerden die Fähigkeit zur Problemlösung schwächen oder gar lähmen. In solchen Fällen hilft es wenig, sich zusammennehmen zu wollen. Da kann die Hormonbehandlung eine große Hilfe leisten, indem sie erst die Voraussetzungen für eine erfolgreiche geistige und seelische Bewältigung der anstehenden Probleme herstellt. Die verständnisvolle Hilfe des Partners, eine psychologische Betreuung oder die Aussprache in Selbsthilfegruppen können ein Zusätzliches tun, um wieder festen Boden unter die Füße zu bekommen.

Wechseljahre und seelisches Befinden

Schwellen ins Unbekannte zu überschreiten, die Sicherheit des Bekannten hinter sich zu lassen und Neues zu erfahren bedeutet für viele Menschen Verunsicherung und Angst. Sie wird um so größer sein, je höher die Erwartungshaltung ist und je mehr sie negativ gefärbt erscheint.

In den Wechseljahren nimmt die Frau unwiderruflich Abschied von ihrer Jugend und tritt in das letzte Drittel ihres Lebens ein. Die Organe, die ihre Weiblichkeit geprägt haben, die Eierstöcke, sind gealtert, erschöpft, ausgebrannt. Die Blutungen, Zeichen einer möglichen Fruchtbarkeit, bleiben aus.

Die Organe der Fortpflanzung bilden sich zurück. Die Abhängigkeit der Frau von der Biologie ihrer Keimdrüsenhormone wird ihr durch lästige oder quälende Entzugserscheinungen noch einmal bewußt gemacht. Verlust, Abschied, Unwiederbringlichkeit bedeuten Kränkung und Kummer.

Ein solcher Wendepunkt des Lebens will bewältigt sein. Frauen, die auftretende Probleme auch früher lösen konnten, werden es dabei leichter haben. Manche erleben fast keine Unannehmlichkeiten. Frauen mit geringerem Selbstbewußtsein und stärkerer Abhängigkeit von vorgegebenen Fremdeinflüssen und Rollenklischees werden öfter Schwierigkeiten haben oder eine Lösung ohne von außen kommende Hilfe nicht finden können.

Ängste, Sorgen, Erwartungen

Welche *Ängste* beherrschen Frauen, wenn sie das Alter um die 50 erreichen? Hierzu gibt es aufschlußreiche psychologische Untersuchungen. Die größte *Sorge* der Frauen ist, die Familie, insbesondere den Mann und die Kinder, zu verlieren oder ohne ihre Zuneigung leben zu müssen. Danach ist die zweithäufigste Sorge der Mehrheit der Frauen, unattraktiv zu werden und dadurch ihr Selbstwertgefühl zu verlieren. Es folgt die Angst vor Alter und Krankheit, vor allem vor Krebs und der Unfähigkeit, sich selbst zu versorgen, schließlich die Furcht, angegriffen, geschlagen, vergewaltigt oder bestohlen zu werden. Diese Ängste zeigen ein typisch weibliches Profil, denn bei gleichalterigen Männern stehen ganz andere Probleme im Vordergrund, nämlich solche der Selbstbehauptung im Beruf (ihrer Dominanz) und der Erhaltung ihrer sexuellen Fähigkeiten. Das Gesundheitsbewußtsein von Männern und ihre Bereitschaft zur Vorsorge scheint deutlich geringer als das von Frauen (siehe Tabelle S. 20).

Solche Ergebnisse vermitteln einen praktisch brauchbaren Ansatzpunkt für das Verständnis der Gesamtproblematik der Wechseljahre und für die psychologische Betreuung von Frauen durch den Arzt. Sie geben aber auch den Frauen selbst

Ängste von Männern und Frauen im mittleren Alter, geordnet nach der Bedeutung für die Befragten

Eisler, 1992

| Ängste und Sorgen | |
der Frauen	der Männer
– Familie (Mann und Kinder, Eltern) und Freunde zu verlieren	– körperlich unmännlich zu wirken
	– als psychisch schwach (nicht dominierend) oder unmännlich beurteilt zu werden
– ohne ihre Zuneigung zu sein	
– unattraktiv zu sein (ihr Selbstwertgefühl wird weitgehend durch ihr Aussehen und ihre Wirkung auf Männer bestimmt)	– beruflich zu versagen
	– Arbeitsplatz und Position zu verlieren
	– Kritik am Arbeitsplatz
– Angst vor dem Alter	– keinen Eindruck auf Frauen mehr zu machen
	– Angst vor sexuellem Versagen
– Angst, angegriffen, geschlagen, vergewaltigt, beraubt oder bestohlen zu werden	– Bedrohungsgefühl durch erfolgreichere Frauen der nächsten Umgebung, weibliche Vorgesetzte oder wenn die eigene Frau mehr verdient
– Krankheiten (Krebs, Aids)	

einen guten Anhalt für eigene Bemühungen um Vorsorge und Verhütung.

Und welche *Erwartungen* hegen Frauen in der Zeit unmittelbar vor dem Eintritt der Wechseljahre, und welche negativen und positiven Veränderungen treten dann später wirklich ein? Diesbezügliche Untersuchungen zeigen, daß man sich auf eine Verminderung des körperlichen und seelischen Wohlbefindens, auf eine Abnahme der sexuellen Anziehungskraft, einen Verlust an körperlicher Attraktivität, auf geringere berufliche Entwicklungsmöglichkeiten sowie auf eine Minderung körperlicher und geistiger Leistungsfähigkeit einstellt. Tatsächlich sind alle diese Erwartungen bei erneuter Befragung nach Eintritt der Wechseljahre eingetreten, und zwar in höherem Maße als vorausgesehen. Andererseits gibt

Erwartungen und tatsächliche Erfahrungen von Frauen vor und drei Jahre nach der Menopause. 119 Patientinnen

Negative Veränderungen	Erwartet in Prozent	Tatsächlich erfahren in Prozent
Verschlechterung des körperlichen Wohlbefindens	2	21
Abnahme der sexuellen Aktivität	8	22
Verlust an körperlicher Attraktivität	4	7
Geringere berufliche Entwicklungsmöglichkeit	15	25
Verlust an Leistungsfähigkeit	4	21
Abnahme der Möglichkeit zu neuen Erlebnissen und Erfahrungen	10	4

es optimistische Erwartungen, wie Gewinn an Gelassenheit, Zunahme an personaler Stabilität, Wachsen des Selbstbewußtseins, Zufriedenheit durch bewußtere Beziehung zu Kindern und Enkeln und verbesserte Möglichkeiten zur Erfüllung eigener bisher unerfüllter Wünsche. Alle diese günstigen Erwartungen traten tatsächlich ein, und darüber hinaus kam es zu einer Reihe wertvoller neuer Einsichten, Erlebnisse und Erfahrungen (siehe Tabellen S. 21 und 22).

Es gilt also die guten Seiten, die Möglichkeiten und Chancen des Eintritts in den neuen Lebensabschnitt zu erkennen und ihn aktiv zu gestalten. Der Verlust früherer Abhängigkeiten schafft neue Freiheiten. Neue Türen öffnen sich, nie begangene Wege warten darauf, erschlossen zu werden. Gesellschaftliche Konventionen, eingefahrene Vorurteile und selbstentfremdende Zwänge müssen überwunden werden, um die eigene, den neuen Umständen angemessene Lebens-

Erwartungen und tatsächliche Erfahrungen von Frauen vor und drei Jahre nach der Menopause. 119 Patientinnen

Positive Veränderungen	Erwartet in Prozent	Tatsächlich eingetroffen in Prozent
Gewinn an Gelassenheit	24	28
Zunahme an Stabilität	35	37
Wachsendes Selbstbewußtsein	27	32
Zufriedenheit in der Beziehung zu Kindern und Enkeln	45	56
Möglichkeit zur Erfüllung eigener Wünsche	33	35

form zu finden. Anpassung kann ein Zeichen von Intelligenz sein, aber wer die Problematik nur verdrängt und passiv verharrt, wird fremdbestimmt, abhängig, leidend bleiben. Lernen Sie also, Abschied zu nehmen und loszulassen, die Realität zu akzeptieren, aber auch das Neue freudig zu ergreifen. Wer den kommenden Jahren offenen Auges und selbstbewußt gestaltend entgegentritt und sich selbst trotz aller Veränderungen mag, wird an Würde, Kraft und Selbstvertrauen gewinnen und das Beste aus seinen persönlichen Möglichkeiten machen, wird die noch vielen verbleibenden oder neuen Schönheiten des Lebens zu genießen wissen. Eine solche Frau wird nicht einen unsinnigen Kampf mit ihrer unvollkommenen Körperlichkeit führen, sondern sich auch über die ihr zur Verfügung stehenden medizinischen Hilfen informieren, alles genau prüfen und sie sich nutzbar machen, um sinnlose Beschwerden, Krankheiten und einen unnützen Verlust an Lebensqualität zu vermeiden. Eine Frau bleibt eine Frau, auch nach dem Wechsel. Ihre Erfahrung und ihre menschlichen Werte kommen in reifer Weiblichkeit besonders ansprechend zum Ausdruck. In diesem Sinne müssen die Wechseljahre keinen Abstieg bedeuten, sondern können Weiter- und Aufwärtsentwicklung bringen. Es liegt an Ihnen. Geben Sie der Unzufriedenheit keinen Raum. Seien Sie unternehmungslustig, aktiv, ideenreich! Es wird Ihnen helfen, die kritische Zeit zu bewältigen.

Wie werden die Wechseljahre seelisch verarbeitet?

Eine Frau, die in die Wechseljahre eintritt, ist natürlich daran interessiert, zu erfahren, wie andere Frauen mit den Beschwerden und der Umstellung zurechtkommen. Die Psychologie hat sich mit dieser Frage eingehend beschäftigt.

Die Mehrzahl der Frauen, etwa 60 bis 70 Prozent, reagiert gelassen auf die Wechseljahre und ihre Umstellungen. Sie sehen dem Älterwerden nicht pessimistisch entgegen. Sie fühlen sich in ihrer Familie geborgen, haben eine zufriedenstellende Beschäftigung und sind häufig auch religiös geprägt. Sie bleiben von körperlichen und seelischen klimakterischen Beschwerden nicht verschont, versuchen diese aber aus eigener Kraft zu bewältigen. Zur ärztlichen Behandlung kommen sie nur bei sehr starken Beschwerden.

Eine andere Gruppe von etwa 15 bis 20 Prozent verhält sich gegenüber dem Wechsel eher passiv. Diese Frauen sind erleichtert darüber, daß ihre monatlichen Blutungen ausbleiben. Die meisten Frauen dieser Gruppe haben sich wenig aus Sexualität gemacht und fühlen sich befreit. Sie stellen gewöhnlich geringe Ansprüche an das Leben und tragen die ihnen auferlegte Bürde ohne Aufbegehren. Meist leben sie in einfachen sozialen Verhältnissen und haben ein Leben voller Pflichten und Zwänge geführt. Ihre Beschwerden erscheinen ihnen für eine Behandlung nicht wichtig genug. Sie würden sich aber behandeln lassen, wenn eine Freundin oder ein Arzt ihr dazu raten würde.

Ungefähr 10 bis 15 Prozent der Frauen zeigen in den Wechseljahren ein deutlich neurotisches Verhalten. Sie empfinden die Verluste, die ihnen die Wechseljahre auferlegen, als eine narzißtische Kränkung. Sie messen ihrer Weiblichkeit und Körperlichkeit eine hohe Bedeutung bei und suchen diese mit

Seelische Bewältigung von Wechseljahrsbeschwerden

Nach Prill, 1974

Art der Verarbeitung	Häufigkeit in Prozent	Erläuterung
Angemessene Verarbeitung	60	Normale seelische Verfassung. Gute Ausgleichsfähigkeit
Passive Verarbeitung	15	Hinnahme als gegebenes Schicksal. Verdrängung
Unangemessene Verarbeitung (neurotische)	15	Übertriebene Reaktion Abwehrschwäche, Angst Protest
Aktive Überwindung	10	Suche nach Positivem Änderung des Lebensstils Neues Bewußtsein

allen Mitteln zu erhalten. Sie beanspruchen für sich eine ganz auf ihre Person zugeschnittene ärztliche Behandlung und sind für jeden Aufwand zu haben.

Etwa 5 bis 10 Prozent der Frauen versuchen das Klimakterium aktiv zu bewältigen und betont positiv zu sehen. Wenn Beschwerden auftreten, so bagatellisieren oder verleugnen sie diese. Sie treten einer Behandlung mit Mißtrauen oder fest gefügten Vorurteilen entgegen. Zweifel und Selbstzweifel setzen sie in körperliche Aktivitäten um. Nur sehr starke Beschwerden, insbesondere Schlaflosigkeit und Depressionen oder schwere Migräne bringen sie zum Arzt. Therapeutische Erfolge sind bei ihnen schwer zu erzielen, da sie jedes noch so geringe entstehende Problem einer Behandlung negativ bewerten.

Zweifellos gibt es Frauen, welche die Wechseljahre ohne psychische Schwierigkeiten durchleben. Dies sind überwiegend Frauen, die keine oder nur geringe Wechseljahrsbeschwerden haben, denen ein hohes Selbstwertgefühl zu eigen ist und die sich schon vorher durch seelische Ausgeglichenheit, ein stabiles Nervensystem, die Fähigkeit zur Problemlösung oder zur Verdrängung unangenehmer Erfahrungen ausgezeichnet haben. Neurotische Frauen und solche mit niedrigem Selbstwertgefühl und mit eher negativen Lebenserfahrungen leiden meist stärker unter seelischen Problemen in den Wechseljahren. Man weiß auch, daß verheiratete Frauen öfter stärkere psychische Beschwerden haben als unverheiratete und daß Untergewichtige darunter öfter und mehr leiden als Übergewichtige.

Was kann der Partner tun?

Einfühlsames Verständnis und unaufdringliche Anteilnahme können einem Menschen, der Probleme hat, sehr helfen. Eine Lebensgemeinschaft beweist ihren Wert dadurch, daß man Lasten gemeinsam trägt und daß in der Krise einer für den anderen da ist. Es ist ein gutes Gefühl, zu wissen und zu erfahren, daß Hilfe ganz selbstverständlich, aus Zuneigung und Solidarität, gewährt wird, wenn man sie braucht, und daß man sich darauf verlassen kann, in guten wie in schlechten Tagen. Das bedeutet für den Mann: Wenn Wechseljahrsbeschwerden das Befinden und die Laune der Frau belasten und wenn sich die Spannung einmal in Aggressionen nach außen entlädt, dann sollte er Geduld zeigen, Freundlichkeit, Entgegenkommen. Ein fröhliches Wort, ein Scherz, ein Kompliment, ein Blumenstrauß, ein kleines Geschenk können Wunder wirken. Gerade in dieser schwierigen Zeit sollte der Mann die Frau auch im Haushalt entlasten, um die Überlast, die sie meist trägt, zu mildern. Entlastung bringt es beispielsweise, die Frau zum Essen einzuladen. Ablenkung und Freude verschafft ein gemeinsamer Theater- oder Konzertbesuch oder das Anhören eines interessanten Vortrages. Ein Tanzkurs zur Auffrischung, gemeinsamer Sport, Gymnastik, Yoga stärken die Partnerschaft und lenken von den Beschwerden und Problemen ab. Man kann die gleichen Bücher lesen und miteinander darüber sprechen. Der Mann könnte sich vielleicht sogar einmal ein Buch über die Wechseljahre vornehmen, damit er alles besser verstehen lernt; oder er geht – wenn seine Frau keine Einwände hat – mit ihr zum Arzt, und man läßt sich alles Wissenswerte gemeinsam erklären. Wichtig ist es also zu zeigen, daß man den Partner gern hat, daß man seinen Wert zu schätzen weiß und daß man bemüht ist, zu verstehen und zu helfen, daß man aber auch Streit vermeiden möchte. Von der Liebe des Partners an die Hand genommen, wird die Frau, die in und an den Wechseljahren leidet, alles leichter überstehen und nicht noch unnötige zusätzliche Probleme haben, die aus Unverständnis und Intoleranz stammen. Der Mann wird rasch merken, daß seine Bemühung sich auch für ihn auszahlt.

II.   Die Grundlage

Die Lebensalter

In den vier Lebensstufen Kindheit, Jugend, Reifezeit und Alter durchschreitet der Mensch die Phasen seiner körperlichen, geistig-seelischen und sozialen Entwicklung. Jede dieser Reifungsphasen hat ihre eigene Aufgabe und Bedeutung. In Kindheit und Jugend entwickelt sich die Persönlichkeit, noch unter dem Schutze und der Leitung der Eltern: Sie bereitet sich auf das Erwachsensein vor.

PUBERTÄT: In dieser Lebensphase beginnt die Entwicklung des Mädchens zur jungen Frau. Die Eierstöcke, die sich bis dahin im Stadium der Ruhe befanden, zeigen jetzt ein Wachstum, insbesondere der die Eizellen enthaltenden Follikel (Eibläschen), und stellen zunehmende Mengen des weiblichen Hormons Östrogen (Follikelhormon) her. Dadurch tritt das Mädchen in die Pubertät ein. Unter dem Einfluß der Östrogene wachsen in den folgenden Jahren, also im Alter zwischen 12 und 18 Jahren, die Geschlechtsorgane zu voller Größe und Funktionsreife heran. Es bilden sich auch die weiblichen Geschlechtsmerkmale heraus: Brüste, Scham- und Achselbehaarung und die typische weibliche Verteilung des Fettgewebes. Das Becken gewinnt an Breite; ein rasches Größenwachstum setzt ein, das etwa um das 18. Lebensjahr beendet ist.

Mit den körperlichen Veränderungen gehen wichtige seelische Entwicklungen einher, die die junge Frau auf ihre künftige biologische Rolle als Frau und Mutter vorbereiten. Im Mittelpunkt steht dabei das Erwachen der Sexualität und, nach einer romantischen Entwicklungsphase, das zunehmende reale Interesse für das andere Geschlecht. Es folgt schließlich die schrittweise Ablösung vom Elternhaus. Äußerliche Unabhängigkeit, selbständiges Denken und eigene Entscheidungsbefugnis in der Lebensplanung sind die Kriterien des Erwachsenseins.

Im Reifealter hat man seine Rolle als Frau oder Mann gefunden und sich im Regelfall in die sozialen Strukturen der Gesellschaft eingeordnet, in der man lebt, arbeitet und erfolgreich sein möchte. Der Eintritt der Geschlechtsreife zeigt sich bei der Frau in einer voll ausgeprägten Weiblichkeit und im geschlechtsspezifischen Verhalten. Sexuelle Beziehungen werden aufgenommen und die weiblichen Möglichkeiten im Bezug auf das andere Geschlecht erprobt. Nach Lösung vom Elternhaus werden feste Beziehungen zum anderen Geschlecht eingegangen, und schließlich wird eine Familie gegründet. Die Berufs- oder Hausfrauentätigkeit bestimmt den Alltag. Empfängnis, Schwangerschaft, Versorgung und Erziehung der Kinder, also die Erhaltung der Art als Zweck und Sinn der geschlechtsspezifischen körperlichen und seelischen Entwicklung, fallen in diesen Lebensabschnitt.

Die Rolle der Hormone

Möchte man begreifen, was *jetzt* geschieht, so muß man sich klar machen, was *vorangegangen* ist. Will man die Vorgänge verstehen, die in den Wechseljahren ablaufen, so muß man wissen, welche Lebensphasen bis dahin durchschritten wurden. Da die Pubertät und das Erwachsenwerden mit den Hormonen der Eierstöcke begonnen hat und das Reifealter mit dem Versiegen dieser Hormone, der Östrogene, aufhört und ihr Mangel so augenscheinlich und merkbar in das Alter überleitet, muß man über diese Hormone und ihre Wirkungen sprechen.

Was sind Hormone, und wie wirken sie?

Hormone sind von Drüsen oder Gewebszellen des Körpers gebildete Botenstoffe, die wichtige Stoffwechsel- und Wachstumsvorgänge regeln, und zwar bezüglich ihres zeitlichen Einsetzens, ihrer Stärke und Dauer. Sie stimmen dadurch die Zusammenarbeit der verschiedenen Organe aufeinander ab und gewährleisten so die sinnvolle Übereinstimmung aller Funktionen des Körpers. Die Hormone sichern Leben und Leistung. Die Gruppe der Geschlechtshormone ist zuständig für die Fortpflanzung und damit für die Erhaltung der Art, also das Fortbestehen der Menschheit. Die Hormonwirkung wird vermittelt über sogenannte Empfängerzellen (Rezeptoren) in den Zellwänden, die in den Zielorganen wie Gebärmutter und Scheide die Hormone dort binden, wo sie wirken sollen. Hierzu werden sie in die Zelle und den Zellkern eingeschleust. Dort veranlassen sie die Bildung von Mittlerstoffen, die dann die typische Hormonwirkung einleiten, zum Beispiel die Bildung spezieller Eiweißstoffe, die Zellteilung und Wachstum anregen.

Zu den Zielorganen der Östrogene gehören nicht nur die Unterleibsorgane und Brüste, sondern auch die Blutgefäße, Knochen, Leber, Dickdarm, Nieren, Haut, Bindegewebe, Nervensystem, Gehirn und noch andere Teile des Körpers.

Das wichtigste Geschlechtshormon des Mannes ist das in den Hoden gebildete Testosteron. Es bewirkt die männlichen Geschlechtseigenschaften und die Fähigkeit zur Fortpflanzung.

Die wichtigsten Geschlechtshormone der Frau sind das in den Follikeln der Eierstöcke gebildete *Östradiol* und das im Gelbkörper nach dem Follikelsprung entstehende *Progesteron*. Östradiol wird im Körperstoffwechsel zu Östron und Östriol umgewandelt, Progesteron zu Pregnandiol. Östriol und Pregnandiol sind die hauptsächlichen Ausscheidungsprodukte im Harn und im Kot. Auch die Frau produziert in ihren Ovarien und Nebennierenrinden männliche Hormone, allerdings viel weniger als der Mann.

Östrogene erzeugen beim Tiere Brünstigkeit. Beim Menschen fördern die Östrogene vor allem das Wachstum, die Reifung und die Funktion der Geschlechtsorgane. Östrogenabhängig sind also die äußeren Geschlechtsteile und die inneren Organe, wie Scheide, Gebärmutter (Muttermund, Halsteil, Gebärmutterkörpermuskulatur und die Gebärmutterschleimhaut), ferner die Eileiter und schließlich die Brüste.

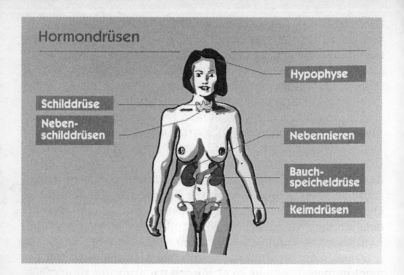

Hormondrüsen

Schilddrüse
Neben-
schilddrüsen

Hypophyse

Nebennieren

Bauch-
speicheldrüse

Keimdrüsen

Die Östrogene (Östradiol, Östron und Östriol) sind die Hormone des geschlechtsspezifischen Empfindens bei der Frau. Sie ermöglichen die weibliche Sexualität und die dem Geschlecht eigentümliche seelische Entwicklung. Die Östrogene beeinflussen aber nicht unmittelbar den Geschlechtstrieb. Dieser wird auch bei der Frau durch die männlichen Hormone gesteuert. Östrogene und das Gelbkörperhormon Progesteron ermöglichen das Eintreten und die Entwicklung einer Schwangerschaft. Die Östrogene sind aber darüber hinaus wichtige Stoffwechselhormone, die Organdurchblutung, Wachstum, Wasser-Salz-Haushalt, Kalzium-Knochenstoffwechsel, Fett- und Eiweißhaushalt und wichtige geistige Funktionen regeln.

Im Regelkreis der Hormondrüsen ist die Östrogenbildung in den Ovarien von übergeordneten Zentren abhängig. Dies sind das Zwischenhirn und die Hirnanhangsdrüse (der Hypophysenvorderlappen). Das Zwischenhirn setzt seelische Einflüsse und die Sinnesreize der Außenwelt in sinnvolle hormonale Anpassungsreaktionen um und gibt dem Hypophysenvorderlappen die entsprechenden Anweisungen. Zwischenhirn und Hypophysenvorderlappen mit ihren die Eierstocktätigkeit regulierenden Hormonen werden andererseits auch rückwirkend von den Hormonen der Ovarien, dem Östradiol und dem Progesteron, beeinflußt. Auf diese Weise entsteht ein in sich rückgekoppelter, bedarfsangepaßter Regelkreis zwischen Befehlsstelle (Zwischenhirn–Hypophyse) und ausführendem Organ, dem Ovar.

Die Eierstöcke und ihre Hormone

Etwa vom 8. Lebensjahr an beginnen die Eierstöcke unter dem fördernden Einfluß von Zwischenhirn und Hirnanhangdrüse (Hypophyse) kleine Mengen Östrogene zu bilden. Mit etwa 12 Jahren sind die Östrogenspiegel durch das Wachstum der Follikel im Ovar hoch genug, um die Gebärmutterschleimhaut (Endometrium) ausreichend aufzubauen. Es treten die ersten Blutungen (die Menarche) ein. Anfangs ist nicht immer gleich ein Eisprung mit nachfolgender Gelbkörperbildung vorhanden. Etwa drei bis vier Jahre nach der Menarche tritt dann der Eisprung (Ovulation) und danach die Gelbkörperbildung zunehmend regelmäßig ein, das heißt, die Fruchtbarkeit ist dann gegeben. Das Eintreten einer Regelblutung aus dem durch Östrogene und Progesteron vorbereiteten Endometrium zeigt an, daß für diesmal eine Schwangerschaft nicht eingetreten ist. Ein neuer Zyklus wird aufgebaut. Die Brüste sind unter Östrogen-Gelbkörperhormon-Einfluß zur Reife entwickelt. Östrogene fördern Durchblutung und Stoffwechsel von Haut und Schleimhäuten. Bis zum 20. Lebensjahr wird unter Östrogenwirkung Wachstum und Materialstärke, also die Belastungs- und Bruchfestigkeit des Knochens aufgebaut, mit der das Mädchen später während des ganzen Lebens auskommen muß.

In der Pubertät kommt es, wie oben erwähnt, noch nicht regelmäßig zu Eisprung (Ovulation) und Gelbkörperbildung. Progesteron wird also noch nicht in jedem Zyklus gebildet. Die Blutungsabstände sind daher anfangs häufig nicht regelmäßig. Mit zunehmender Reife, wenn das junge Mädchen zur Frau wird (Adoleszenz), tritt der Zyklus zunehmend regelrecht, zweizeitig (biphasisch) auf, das heißt, auf die Phase der

Follikelreifung folgt nach dem Follikelsprung (Ovulation) die zweite, die Gelbkörperphase. Die Wirkung des Gelbkörperhormons zeigt sich im Anstieg der Basaltemperatur um 3–4 Zehntel Grad Celsius vom 15. – 25. Tag des Zyklus.

Der normale weibliche Zyklus

Unter »Zyklus« versteht man alle der Fortpflanzung dienenden, hormonal geregelten Vorgänge, die zwischen zwei Regelblutungen in den Steuerungszentren Zwischenhirn-Hypophysenvorderlappen und den von ihnen abhängigen Eierstökken sowie den Zielorganen Gebärmutter, Scheide und Brüsten ablaufen.

Im Zwischenhirn liegt die innere Uhr, die den geregelten zeitlichen Ablauf des Zyklus bestimmt. Zwischenhirnhormone regen den Hypophysenvorderlappen zur Bildung und zeitgerechten Absonderung von Follikelstimulierendem (FSH) und Luteinisierendem Hormon (LH) an. Dabei regt das FSH, wie der Name sagt, das Wachstum der Follikel (Eibläschen) im Ovar und die Bildung des Follikelhormons (Östrogen) an, während das LH den Eisprung (Ovulation), die Gelbkörperbildung und die Produktion und Absonderung des Gelbkörperhormons (Progesteron) bewirkt. In der Gebärmutter wird die Schleimhaut durch Östrogene aufgebaut, durch Progesteron für die Einbettung eines befruchteten Eies umgewandelt und so auf eine mögliche Schwangerschaft vorbereitet. Bei Eintritt einer Schwangerschaft bleibt die Regel aus, weil die befruchtete Eizelle die Hormonbildung übernimmt und die Tätigkeit des Gelbkörpers weiterhin erhält. Tritt eine Schwangerschaft nicht ein, so verblüht der Gelbkörper, und infolge des dadurch eintretenden Hormonmangels wird die nicht mehr ausreichend mit Nährstoffen versorgte Gebärmutterschleimhaut (Endometrium) abgestoßen. Die Regelblutung tritt ein.

Kommt es zu einer Schwangerschaft, so bewirken Östrogene das Wachstum der Gebärmutter und der Geburtswege. Das Progesteron des Gelbkörpers, der durch Hormone des

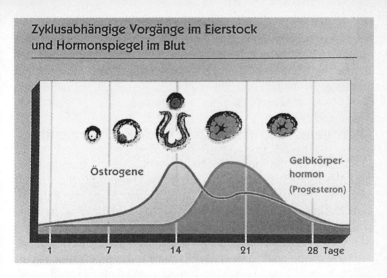

Zyklusabhängige Vorgänge im Eierstock und Hormonspiegel im Blut

Östrogene

Gelbkörper-
hormon
(Progesteron)

1   7   14   21   28 Tage

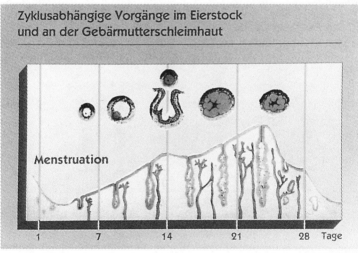

Zyklusabhängige Vorgänge im Eierstock und an der Gebärmutterschleimhaut

Menstruation

1   7   14   21   28 Tage

Eies (Choriongonadotropin) in Funktion gehalten wird, erhält die Schwangerschaft, indem es die Gebärmutter ruhigstellt, also das Auftreten vorzeitiger Wehen verhindert.

Auch die Brüste machen in jedem Zyklus Veränderungen

33

durch, die Milchgänge und Milchdrüsen auf eine Schwangerschaft vorbereiten. Manche Frauen klagen vor der Regel über eine Vergrößerung und eine vermehrte Spannung der Brüste sowie Empfindlichkeit der Brustwarzen (siehe »prämenstruelles Syndrom«).

Östrogene sind mehr als nur Geschlechtshormone

Weit über die Sexualhormonwirkungen hinaus beeinflussen die Östrogene fast alle wichtigen Körpervorgänge. Sie sind eigentlich *Wachstums-* und *Zellteilungshormone*. Überall, wo sich Zellen und Gewebe lebhaft teilen und rasch erneuern, sind Östrogene beteiligt. Sie verstärken darin die Wirkungen der Wachstumshormone. Östrogene regeln auch den *Wasser-Salz-Haushalt* und fördern damit die für das jugendliche Aussehen so wichtige Wasserbindungsfähigkeit der Gewebe, die von den Wechseljahren an deutlich nachläßt.

Im *Kalziumstoffwechsel* spielen Östrogene eine entscheidende Rolle, indem sie den Knochenabbau hemmen, die Knochenneubildung fördern und die Gefahr von Knochen-

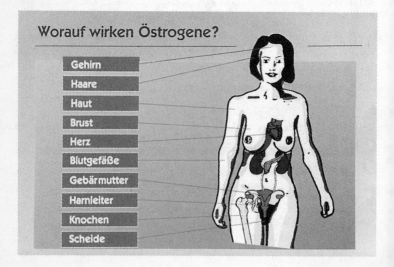

Worauf wirken Östrogene?

Gehirn
Haare
Haut
Brust
Herz
Blutgefäße
Gebärmutter
Harnleiter
Knochen
Scheide

brüchen mindern. Durch Senkung des Cholesterin verhindern sie die Gefäßverkalkung. Sie erhöhen die *Durchblutung* der Unterleibsorgane, der Haut, der Herzkranzgefäße, der Hirngefäße. Sie verbessern zahlreiche *Gehirnfunktionen* wie Aufmerksamkeit, Konzentrationsfähigkeit, Erinnerungsvermögen, Geschicklichkeit, Stimmung, Wachheit, nervliches und seelisches Gleichgewicht. In diesem Zusammenhang ist es interessant, daß Östrogene und Progesteron die Bildung opiumähnlicher Stoffe (β-Endorphin) im Gehirn verstärken, die für seelische Ausgeglichenheit und für normalen Schlaf verantwortlich sind.

Bei einer so umfassenden Wirkungsbreite ist es leicht einsehbar, wie wichtig der Ersatz fehlender Östrogene in und nach den Wechseljahren für Leistung, Lebensgefühl und Lebensqualität der Frau ist.

Wozu ist das Progesteron da?

Progesteron ergänzt die Wirkung der Östrogene. Es bereitet die Gebärmutterschleimhaut für ihre Aufgabe als Eibett vor, indem es dort Kohlenhydrate und Eiweiß als Nährstoffe bereitstellt. Durch Progesteron wird eine übermäßige, einseitige Östrogenwirkung auf das Endometrium verhindert, die zu unnatürlicher Wucherung und unregelmäßigen Blutungen führen würde. Progesteron wandelt also die Schleimhaut für eine Eieinpflanzung und Schwangerschaft um, so daß sie, wenn keine Schwangerschaft eingetreten ist, regelrecht abbluten kann. Progesteron sichert dementsprechend einen stabilen 28tägigen Zyklus mit einer normal starken Blutung. In der Brust wird die Differenzierung der Zellverbände gefördert.

Im allgemeinen Stoffwechsel wirkt Progesteron wassertreibend, entspannend, schlaffördernd.

Was geschieht in den Wechseljahren?

Mit dem Beginn der Wechseljahre tritt eine Reihe von Problemen auf, die der Frau zu schaffen machen können.
Dies sind
1. die Frage, wie lange Empfängnisverhütung erforderlich ist und wie sie betrieben werden kann,
2. das prämenstruelle Syndrom,
3. Störungen des Abstandes und der Stärke der Regel aufgrund der nachlassenden Ovarialfunktion.

Wie lange ist Empfängnisverhütung notwendig?

Selbst wenn im Alter von über 45 Jahren der Zyklus unregelmäßig wird und die Eisprünge, die Gelbkörperbildung und die Blutungen bereits zeitweise aussetzen, kann man doch nie völlig sicher sein, daß eine unerwünschte Schwangerschaft nicht doch noch eintreten könnte. Jederzeit kann unerwartet ein letzter übriggebliebener Follikel springen und damit ein Ei zur Befruchtung freigeben.

Die Schwangerschaftserwartung beträgt für eine gesunde Frau mit regelmäßigem Geschlechtsverkehr im Alter von 45 Jahren nur 0,8 Prozent, im Alter von 50 Jahren weniger als 0,1 Prozent. Ursache für die abnehmende Fruchtbarkeit ist der Rückgang der Zahl der Follikel im Eierstock, so daß befruchtbare Eier kaum noch zur Verfügung stehen. Auch die Hormonwerte sind bereits so niedrig, daß sie für die östrogenabhängigen Vorgänge der Schwangerschaftsvorbereitung in der Gebärmutterschleimhaut nicht mehr ausreichen.

Möchte die Frau in den Wechseljahren dennoch die Möglichkeit, schwanger zu werden, völlig ausschließen, so kann der Arzt Hormonbestimmungen vornehmen. Liegt der Östradiolwert mehrfach unter 30 pg/ml (Picogramm je Milliliter Blut) und über 30 mIE/ml (Milli-Internationale Einheiten je Milliliter) FSH, so ist mit einer Schwangerschaft nicht mehr zu rechnen. Das Klimakterium ist eingetreten. Abschließende Kon-

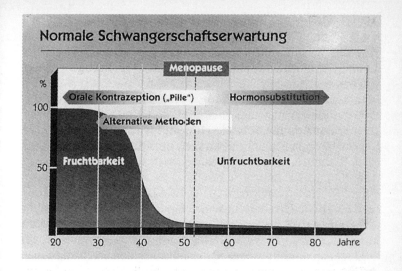

Normale Schwangerschaftserwartung

trollen der Ovarien mit Ultraschall können zusätzliche Sicherheit geben, daß wachsende Follikel nicht mehr vorhanden sind.

In der Übergangsphase zwischen 45 und 50 Jahren ist für viele Frauen die Empfängnisverhütung besonders wichtig, da sie wegen der damit verbundenen schwerwiegenden Probleme auf keinen Fall mehr schwanger werden wollen.

Wie kann sich eine Frau, die vielleicht noch fruchtbar ist, vor einer unerwünschten Schwangerschaft schützen?

Bei Frauen über 40 Jahren bietet die Einlage einer Spirale (Intrauterinpessar) eine brauchbare Möglichkeit der Empfängnisverhütung mit hoher Sicherheit. Das gilt auch für die modernen chemischen Mittel, Zäpfchen oder Salben, die in die Scheide, hoch vor den Muttermund eingeführt werden und die Samenfäden (Spermien) abtöten. Zuverlässig wirksam ist ebenso das Diaphragma (ein Scheidenpessar aus Gummi über elastischem Ring, der durch Verschluß der

37

Scheide den Muttermund abdichtet). Das Diaphragma wird zur Erhöhung der Sicherheit mit einer Salbe kombiniert. Das Kondom wird mehr und mehr empfohlen, da es bei richtiger Verwendung nicht nur sicher ist, sondern auch jede Art der Infektion verhindert. Leider wird es von Frauen wie Männern immer noch nicht voll akzeptiert. Neu ist das Scheidenkondom für die Frau, das vor einem Verkehr, ähnlich wie das Diaphragma, in die Scheide eingelegt wird und sie gegen die Spermien abdichtet. Die Frau oder der Mann können sich natürlich auch nach der Erfüllung ihrer Kinderwünsche nach dem 40. Lebensjahr unfruchtbar machen (sterilisieren) lassen.

Die Sterilisierung erfordert beim Manne wie bei der Frau (mit einer Bauchspiegelung) nur einen relativ kleinen, risikoarmen Eingriff, der meist ambulant durchgeführt werden kann.

Dagegen sind die sogenannten natürlichen Verfahren, wie die Basaltemperaturmessung und die Berechnung der fruchtbaren Tage der Frau nach Knaus und Ogino, in der Perimenopause nicht geeignet, da sie wegen der bestehenden Zyklusunregelmäßigkeiten nicht sicher genug sind. Auch das »Vorsehen«, also das Zurückziehen des männlichen Gliedes vor dem Samenerguß, ist ganz unzuverlässig, da es nicht selten zu spät erfolgt und auch schon vorher Samenflüssigkeit austreten kann. Viele Frauen lehnen erfahrungsgemäß alle mechanischen und natürlichen Methoden ab, da sie unbequem und lästig sind, rationale Erwägungen in gefühlsbestimmte Vorgänge hineintragen und mechanische Manipulationen vor dem Verkehr erfordern.

Die Pille (niedrig dosiert) wird wegen ihrer Zuverlässigkeit geschätzt. Ist man mit ihr bisher gut zurechtgekommen, so möchte die Anwenderin sie in vielen Fällen, solange noch ein Schwangerschaftsrisiko besteht, weiter einnehmen. Dies ist möglich, wenn keine Risikofaktoren für schwere Nebenwirkungen im Bereich Herz und Kreislauf existieren, wenn also die Frau keinen erhöhten Blutdruck hat, keine Neigung zur Thrombose, Herzinfarkt und Schlaganfall vorliegt und sie vor allem nicht raucht. Bei Gefährdung durch die normale Pille kann in manchen Fällen die Mikropille und Minipille (nur

Gestagene) noch zulässig sein, die durchaus mit den üblichen Hormonpräparaten gegen die Wechseljahre zusammen (am besten abends) eingenommen werden kann.

Es soll hier vorsichtshalber noch angemerkt werden, daß die übliche Hormonersatzbehandlung mit natürlichen Östrogenen und Gestagenen nicht empfängnisverhütend wirkt. Das Auftreten von regelmäßigen Blutungen unter der Substitution zeigt aber keineswegs Fruchtbarkeit an.

Störungen im zyklischen Geschehen zu Beginn der Wechseljahre

DAS PRÄMENSTRUELLE SYNDROM (PMS)

Im mittleren Lebensalter und insbesondere in den Jahren vor der Menopause tritt bei über der Hälfte der Frauen in leichter bis schwerer Ausprägung ein Beschwerdebild auf, das gekennzeichnet ist durch

Störungen des seelischen Gleichgewichts in fast 100 Prozent der Fälle

Nervosität, Reizbarkeit, Unbeherrschtheit, Neigung zu anomalen Handlungen (z. B. Ladendiebstählen), innere Unruhe, Schlafstörungen, depressive Verstimmungen;

Brustbeschwerden   in 70 Prozent der Fälle
schmerzhafte Schwellung, Spannungsgefühl der Brüste, Empfindlichkeit der Brustwarzen;

Unterleibsbeschwerden   in 30 Prozent der Fälle
Völlegefühl, Blähungen, aufgetriebener Leib, Verstopfung, Appetitstörungen, abnorme Eßgelüste

Wassereinlagerung   in 45 Prozent der Fälle
Knöchel-, Unterschenkel-, Finger-, Lidödeme (selten: Ödem der äußeren Geschlechtsteile)

Kopfschmerzen   in 30 Prozent der Fälle
im ganzen Kopf, aber auch migräneartig, also halbseitig mit Übelkeit, Erbrechen, Lichtscheu.

Für diese Beschwerden ist es typisch, daß sie in den letzten zehn Tagen vor Eintreten der Regelblutung beginnen und mit deren Eintritt aufhören. Oft setzt zu diesem Zeitpunkt eine verstärkte Wasserausscheidung ein.

URSACHEN

Die Ursache des PMS liegt in einer Störung im Gleichgewicht der Eierstockhormone Östradiol und Progesteron und der von ihnen abhängigen Hormone und Stoffwechselvorgänge, die häufig schon in mittleren Lebensjahren beginnt. In manchen Fällen liegt auch eine Erhöhung des Hypophysenvorderlappenhormons Prolaktin vor.

DIE BEHANDLUNG

Psychologen vermuten in einigen Fällen hinter der Symptomatik eine weibliche Identitätsstörung oder einen verdrängten Kinderwunsch. Sind solche Ursachen offensichtlich, so mag eine Psychotherapie versucht werden.

Frauen, die unter PMS leiden, können in bescheidenem Umfang selbst etwas zur Besserung der Beschwerden tun. Vitaminreiche, mineralreiche und schlackenreiche Kost gehört zur Grundbehandlung des PMS. Koffeinhaltige Getränke sollten in der zweiten Zyklushälfte gemieden werden. Kochsalz ist einzuschränken. Der Hunger nach Süßigkeiten kann durch Früchte, wie Datteln oder Aprikosen, die zudem reichlich Kalium enthalten, gestillt werden.

Bei Vorliegen von Ödemen kann man natürliche wassertreibende Mittel, wie Wacholder oder Brennesseltee, versuchen. Gegen Brustbeschwerden kann ein Extrakt aus Mönchspfeffer (Agnus castus) manchmal Besserung der Beschwerden bringen. Bei leichten depressiven Verstimmungen kann vielleicht Hypericum (Johanneskraut) helfen. Diese Mittel sind ohne Rezept erhältlich.

Der Arzt wird durch die Zufuhr von Hormonen und Vitamin B 6, bei Erhöhung des Prolaktin durch Gabe von Prolaktinhemmern, die Beschwerden erfolgreich zu beeinflussen suchen. Manchmal sind niedrige Mengen männlicher Hormone wirksam. Bei ausbleibender Besserung wird man die im Vordergrund stehenden Symptome behandeln, beispielsweise Ödeme durch wassertreibende Mittel, Stimmungsschwankungen durch Antidepressiva, Angst und Spannung durch die kurzfristige Gabe von entspannenden Mitteln, Schmerzen durch Salizylsäurepräparate, Brustbeschwerden durch Auftragen von Progesteron-Gel auf die Brust.

Unregelmäßige Blutungen

Dem Eintritt der Menopause, der letzten Regel, geht oft eine Zeit unregelmäßiger Blutungen voraus. Die Ursache liegt im Ausbleiben des Eisprungs, dem längeren Fortbestehen eines östrogenbildenden Follikels (Follikelpersistenz) und dem dadurch bedingten Fehlen des Gelbkörpers. Die Gebärmutterschleimhaut (Endometrium) wächst dann langdauernder und stärker als im normalen Zyklus. Sie wird bei fehlender Gelbkörperhormonwirkung nicht in ein für die Einpflanzung des Eies oder für den Blutungseintritt reifes Endometrium umgewandelt. Das Endometrium kann, je länger die einseitige Östrogenwirkung anhält, sogar erheblich unregelmäßig wuchern (Hyperplasie). Im normalen Zyklus folgt nach 14 Tagen Östrogenwirkung normalerweise die 14 Tage anhaltende Gelbkörperphase. Sie ist Voraussetzung für einen normal langen Zyklus und die am 28. Tag einsetzende Regelblutung. Durch die oben geschilderten Störungen der Eierstockstätigkeit und des Umbaus der Gebärmutterschleimhaut wird der Abstand zwischen den Blutungen verlängert oder, seltener, verkürzt. Die Blutungen selbst sind häufig verstärkt und verlängert. In manchen Fällen kommt die Blutung gar nicht mehr zum Stehen (Dauerblutung). Steht die Blutung nicht von selbst, ist sie sehr stark und entsteht dadurch eine Blutarmut, so kann eine Ausschabung (Abrasio) oder in seltenen Fällen, meist bei organischen Veränderungen des Organs, sogar eine Entfernung der Gebärmutter erforderlich werden.

Um einen Eingriff zu vermeiden, ist es ratsam, bei solchen

Zyklus- und Blutungsanomalien frühzeitig den Arzt aufzusuchen. Dort wird man eine eingehende Untersuchung der Unterleibsorgane durchführen, um organische Blutungsursachen wie Polypen, Muskelknoten (Myome) und Gebärmutterkörperkrebs (Endometriumkarzinom) auszuschließen. Ein Zellabstrich ist, falls die Blutung anhält, nicht auswertbar. Er hilft also nicht, wie sonst, zur Diagnose. Oft ist es aber durch eine Ultraschalluntersuchung (Ultrasonographie) der Gebärmutter möglich, das Vorliegen von Polypen oder eines Myoms bereits auszuschließen. Das unverdächtige Aussehen der Gebärmutterschleimhaut im Ultraschallbild und die Darstellung normaler Durchblutungsverhältnisse (mit einem Farbdopplergerät) vermag in manchen Fällen zusätzliche Sicherheit zu geben.

Besteht kein Verdacht auf organische Ursachen, so wird der Arzt Ihnen das fehlende Gelbkörperhormon (ein Gestagen) in Tablettenform verschreiben, das Sie in der verordneten Menge (meist eine Tablette) jeweils vom 14. bis 25. Tag eines jeden Zyklus einnehmen müssen, um die regelmäßigen, alle 28 Tage einsetzenden Blutungen wiederherzustellen. Ist der Östrogenspiegel bereits erniedrigt, so wird man zusätzlich Östrogene geben. Mit Gestagenen oder Östrogen-Gestagen in höherer Dosierung kann man erforderlichenfalls jede nicht organische (also nicht durch Krebs, Myome oder Polypen bedingte) Blutung innerhalb von 72 Stunden zum Stehen bringen.

Wann ist eine Ausschabung erforderlich?

Eine Ausschabung (Abrasio, Curettage) der Gebärmutter sollte durchgeführt werden, wenn die Blutung sehr stark ist, länger als 14 Tage dauert und nicht von selbst zum Stehen kommt.

Der Arzt wird vorher eine Ultraschalluntersuchung der Gebärmutter und der Eierstöcke vornehmen, um in die Gebärmutterhöhle nach innen wachsende Muskelgeschwülste (submuköse Myome) oder Polypen der Gebärmutterschleimhaut und Zysten (nicht gesprungene große Follikelbläschen) als Blutungsursache auszuschließen. Er kann mit dem Ultraschall auch die Höhe und das Aussehen der Gebärmutterschleimhaut beurteilen und daraus schon gewisse Rückschlüsse für die Behandlung ziehen.

Die Ausschabung hat zwei Ziele: die Blutstillung durch Entfernung der gesamten Schleimhaut und die mikroskopische Untersuchung des gewonnenen Gewebes als Grundlage der weiteren Behandlung. Sie dient vor allem dem Ausschluß einer Schleimhautentzündung (Endometritis), von Polypen, submukösen (nach innen wachsenden) Myomen, die auch bei der Ausschabung der Gebärmutterhöhle mit dem Instrument (Curette) ertastet werden können, und schließlich hauptsächlich dem Ausschluß von Krebs der Gebärmutterschleimhaut (Endometriumkarzinom = Korpuskarzinom).

Ist die Harmlosigkeit der Blutungsstörung erwiesen, so wird die Nachbehandlung darauf abzielen, weitere unregelmäßige Blutungen zu verhindern. Dies geschieht meist durch Ersatz des fehlenden Gelbkörperhormons mit Tabletten vom jeweils 14. bis 25. Tag nach der letzten Blutung.

Über 31 Prozent der weiblichen Bevölkerung über 65 Jahre wurde in Deutschland am Unterleib operiert.

Ich soll operiert werden. Ist das wirklich nötig?

Liegt eine Krebserkrankung oder eine Geschwulsterkrankung (Tumor) noch unbekannter Art vor, die also nicht sicher gutartig ist, so ist eine Entfernung der Geschwulst unbedingt erforderlich. Die feingewebliche (histologische) Untersuchung wird über Gut- oder Bösartigkeit Klarheit schaffen. Bei Krebserkrankungen des Unterleibs ist in der Regel die Entfernung der Gebärmutter mit Eierstöcken und Eileitern erforderlich, um eine Heilung zu erzielen. Ist das Leiden fortgeschritten, so müssen eventuell auch der obere Teil der Scheide, die örtlichen Drüsen und ein Teil des über den Därmen liegenden Bauchnetzes entfernt werden. Nur beim Ge-

Befragung von über 65jährigen Frauen (1000 Patientinnen einer frauenärztlichen Sprechstunde) nach gynäkologischen Operationen

	Ja in Prozent
Wurde Ihre Gebärmutter entfernt?	25,4
Wurden Ihre Eierstöcke entfernt?	11,2
Sonstige Unterleibsoperationen	5,8
Unterleibsoperationen insgesamt	31,5

bärmutterhalskrebs jüngerer Frauen kann man meist Eileiter und Eierstöcke (Adnexe) erhalten.

Anders ist es beim Vorliegen gutartiger Tumore. Bei Nachweis von *Muskelknoten* der Gebärmutter (Myome) muß man nur dann operieren, wenn die Myome sehr groß sind oder Schmerzen und Druckbeschwerden an den Nachbarorganen Darm und Blase verursachen und wenn sie unstillbare Blutungen hervorrufen (submuköse Myome). Erkundigen Sie sich bei Ihrem Arzt, ob nicht eine Entfernung nur der Muskelknoten ausreichend ist. Dies ist manchmal durch den kleineren Eingriff einer Bauch- oder Gebärmutterspiegelung möglich. Auch Eierstockszysten kann man meist im Rahmen einer Bauchspiegelung entfernen. Die Ultraschalluntersuchung kann oft schon klären, ob ein gutartiger oder ein verdächtiger Befund vorliegt.

Bei *Senkung der Scheide* und der Gebärmutter mit unwillkürlichem Harnabgang ist es im allgemeinen nötig, nicht nur die Scheide zu verengen (Plastik) und den Blasenhals operativ zu heben, sondern es muß auch die Gebärmutter entfernt werden, da sie letzten Endes die Ursache der Senkung ist, weil sie durch ihre Schwere die Unterleibsorgane sowie auch Blase und Darm nach unten zieht. Lassen Sie sich vor der Operation, am besten mit Ihrem Mann zusammen, ausführlich beraten, lesen Sie die Ihnen vorgelegten Aufklärungsunterlagen sorgfältig durch, und fragen Sie, wenn Sie etwas nicht verstanden haben. Scheuen Sie sich nicht, wenn Sie unsicher sind, ob die Operation wirklich nötig ist, einen anderen Arzt zu befragen. Erörtern Sie auch mögliche Folgen der Operation, insbesondere solche für das Geschlechtsleben.

Bei *Operationen an der Brust* sind vor der Entnahme einer Gewebsprobe alle diagnostischen Verfahren auszuschöpfen, wie Mammographie, Ultraschalluntersuchung und Mikropunktion mit Untersuchung der gewonnenen Zellen. Wenn dann noch keine Klarheit besteht, ist eine diagnostische Entfernung des Knotens anzuraten. Liegt ein Brustkrebs vor, so ist heute eine Entfernung der Brust nur noch in Ausnahmefällen (Einbeziehung von Haut und Brustwarze, besondere Größe) angezeigt. Meist genügt die Entfernung im Gesunden mit einem ausreichenden Sicherheitsabstand. Die örtlichen Drüsen unter der Achsel müssen bei Bösartigkeit des Befundes zur Sicherheit unbedingt entfernt werden. Sind sie befallen, so ist eine Zusatzbehandlung (mit Tamoxifen) erforderlich. Unter der Operation wird ein Schnellschnitt angefertigt, der über Gut- oder Bösartigkeit Auskunft gibt und dem Arzt einen Anhalt vermittelt, wie er operieren soll.

Empfiehlt Ihnen Ihr Arzt eine Operation, so wird er Ihnen die Gründe hierfür ausführlich darlegen und Ihnen die maßgebenden Befunde erläutern. Vielleicht sind Sie dann auch schon selbst zu der Überzeugung gelangt, daß eine Operation, die Ihnen Beschwerdefreiheit oder Heilung bringt, die beste Lösung ist. Falls Sie aber die vorgebrachten Argumente nicht überzeugen sollten, zögern Sie nicht, nachzufragen oder aber bei einem anderen sachkundigen Arzt Ihres Vertrauens eine zweite Meinung einzuholen. Fragen Sie auch nach Alternativen zur Operation oder nach anderen Möglichkeiten oder Techniken, den Eingriff durchzuführen, und schließlich nach den Erfolgsaussichten und Komplikationsmöglichkeiten des Eingriffs. Erkundigen Sie sich, ob bei Ihnen aufgrund von Vorgeschichte und Befund besondere Risiken vorliegen und wie man dagegen gegebenenfalls Vorsorge zu treffen gedenkt.

Außerdem sollten Sie sich mitteilen lassen, wer die Operation bei Ihnen vornehmen wird und wie erfahren der Opera-

teur ist. Je intensiver man diese Gespräche führt, um so sorgfältiger wird man betreut und behandelt werden. Daher empfiehlt es sich auch, sich vorher durch Lektüre oder anderwei-
tige Beratung für das vorbereitende Gespräch kundig zu
machen und den Partner zu den Gesprächen, wo möglich,
mitzunehmen.

Wenn dies alles geklärt ist, sollten Sie Ihren behandelnden
Ärzten vertrauen, und es ist bestimmt richtig, dies auch zum
Ausdruck zu bringen.

Wenn nur der Krebsknoten entfernt wird und die Brust belassen werden kann, muß im allgemeinen im Anschluß noch
eine Bestrahlung mit Röntgengeräten durchgeführt werden.
Danach wird mit einer hormonähnlichen Substanz (Tamoxifen) über mehrere Jahre nachbehandelt.

Die möglichen Komplikationen nach Operationen bei älteren Frauen zeigt die Tabelle unten. Aus ihr ergeben sich
gleichzeitig die Möglichkeiten einer Vorbeugung.

**Mögliche Komplikationen nach größeren Operationen bei
Frauen im Alter über 65 Jahre**

Komplikation	Häufigkeit in Prozent
Darmverschluß	7
Thrombose-Embolie	6
Herz	4
Fieber, Infektionen	4
Wundheilungsstörungen	3
Schockzustände	2
Lungenkomplikationen	1
Todesfälle	2

Die wichtigsten Operationen in der Frauenheilkunde

Die Ärzte verwenden meist lateinische oder griechische Bezeichnungen für die verschiedenen operativen Eingriffe. Da diese für die Patientinnen schwer verständlich sind, sollen sie an dieser Stelle kurz erläutert werden.

DE: Diagnostische Exstirpation = Probeexzision = Probeentnahme = Entfernung einer Gewebsprobe zur feingeweblichen (histologischen) Untersuchung im Mikroskop

Hysterektomie (HE): Entfernung der Gebärmutter (des Uterus)

Myomektomie: Entfernung von Myomen (Muskelknoten) aus der Gebärmutter

Plastische Operation: Bei Scheiden- (Blasen-, Darm-) und Gebärmuttersenkung, meist mit unwillkürlichem Harnabgang (Inkontinenz). Beseitigung der Senkung durch Verengerung der Scheide und Hochnähen von Blase und Darm, üblicherweise mit Entfernung des Uterus als Ursache der Senkung

Oophorektomie (Ovarektomie): Entfernung des Eierstocks, ein- oder beidseitig

Tubektomie: Entfernung des Eileiters, ein- oder beidseitig

Adnexektomie, Adnexentfernung: Entfernung von Eileiter und Eierstock, ein- oder beidseitig

Kolpektomie: Entfernung der Scheide

Vulvektomie: Entfernung der äußeren Geschlechtsteile

Totaloperation: Hysterektomie (gesamter Uterus) mit Adnexen

Radikaloperation: Hysterektomie mit Adnexen und Beckenbindegewebe (Parametrien). Erweiterte Radikaloperation = Lymphdrüsen und Netz werden ebenfalls entfernt

Mastektomie: Entferung der Brust (mit Achsellymphdrüsen)

Die Operationen am Unterleib können abdominal (mit Bauchschnitt) oder vaginal (von der Scheide her) vorgenommen werden. Welches Vorgehen angezeigt ist, entscheidet sich nach der Art des Befundes (Ausdehnung, Befall von Nachbarorganen, Verwachsungen, vorangegangene Operationen, Gut- oder Bösartigkeit, nach der Größe des Eingriffs, nach der Belastbarkeit der Patientin und dem Behandlungsziel). Bei kleineren bis mittleren Eingriffen kann von einem Querschnitt an der Schamhaargrenze aus operiert werden. Bei größeren Eingriffen ist ein Längsschnitt zwischen Schambein und Nabel erforderlich.

Abdominales Vorgehen bei	*Vaginales Vorgehen bei*
großen Muskelknoten der Gebärmutter (großer Uterus myomatosus)	Probeentfernung am Muttermund, Konisation (ringförmige Ausschneidung)
schweren Entzündungen an Uterus und Adnexen, Verwachsungen*	Gebärmutterentfernung bei kleinem Uterus myomatosus, langdauernden Blutungsstörungen und mehrfachen Ausschabungen
Eierstockgeschwülsten*	
Eileitererkrankungen*	Senkung oder Vorfall der Gebärmutter und der Scheide (ev. + abdominal)
Gebärmutterhalskrebs = Kollum- oder Zervixkarzinom (bei jüngeren Frauen können Eileiter und Eierstöcke belassen werden. Beckenbindegewebe und örtliche Drüsen werden mitentfernt)	Scheidenzysten und -knoten
	Vorstadien von Krebs
Gebärmutterkörperkrebs = Endometriums- (oder Corpus-) karzinom. Eileiter und Eierstöcke und örtliche Drüsen werden mitentfernt	
Eierstockkrebs = Ovarialkarzinom. Der Uterus und das Bauchfellnetz werden mitentfernt.	

* In einigen dieser Fälle ist die Operation durch Bauchspiegelung (Laparoskopie, Pelviskopie) möglich

Wechseljahre nach einer Operation

Nach einer operativen Entfernung der Gebärmutter erfolgt bei der Patientin natürlich keine Regelblutung mehr. Es tritt also, auch bei jüngeren Frauen, die Menopause ein, obwohl die Eierstöcke vielleicht belassen wurden. Es kommt aber dennoch häufig zu einem Absinken der Hormone und einem um Jahre früheren Erlöschen der Hormonbildung in den Eierstöcken, weil bei der Entfernung der Gebärmutter diejenigen Blutgefäße durchtrennt und unterbunden werden müssen, die von der Gebärmutter her die Eierstöcke versorgen. Frauen, deren Gebärmutter herausgenommen wurde (Hysterektomie, Uterusexstirpation), haben daher nach der Operation manchmal Ausfallserscheinungen, die den typischen klimakterischen Beschwerden gleichen. Eine Östradiolbestimmung kann dann anzeigen, ob eine Hormonsubstitution ratsam ist.

Müssen – beispielsweise wegen einer Geschwulst – beide Eierstöcke in jüngeren Jahren entfernt werden, so setzen die Wechseljahre aufgrund der Ausschaltung der östrogenbildenden Organe unmittelbar nach der Operation ein. Die Wechseljahrsbeschwerden sind dann wegen des schlagartigen Entzugs der Hormone viel stärker und in breiterer Ausprägung vorhanden als beim allmählichen Übergang in den natürlichen Wechseljahren. Hinzu kommt die seelische und körperliche Belastung durch die Operation und vielleicht auch durch die zugrundeliegende Erkrankung. Am sechsten oder siebten Tag nach der Operation treten meist schon die ersten Hormonentzugssymptome auf. Es empfiehlt sich, also spätestens zu diesem Zeitpunkt mit der Hormonsubstitution zu beginnen. Je näher die operative Entfernung der Eierstöcke zeitlich vor dem normalen Beginn des Eintretens der Wechseljahre liegt, desto weniger stark sind die Beschwerden meist.

Durch die Entwicklung der modernen Methode der Bauchspiegelung (Laparaskopie, Pelviskopie) sind heute manche Operationen, die früher mittels Bauchschnitt durchgeführt wurden, überflüssig geworden. Gutartige Zysten, Verwachsungen, Entzündungen werden heute pelviskopisch diagnostiziert und behandelt, Myom-, Eierstocks- und Eileiterentfernungen werden pelviskopisch durch den Nabel operiert. In die Gebärmutterhöhle vorwachsende Muskelknoten (submuköse Myome), die wegen unstillbarer Blutungen und wegen Gewebezerfalls früher immer eine Entfernung der Gebärmutter erforderlich machten, können heute mittels einer Gebärmutterspiegelung (Hysteroskopie) entfernt werden, wobei die Myome mit dem Lasergerät abgetragen werden. Der gebündelte Lichtstrahl (Laser) wirkt dabei wie ein Messer. Bei wiederholten starken Blutungen kann in bestimmten Fällen die Gebärmutterschleimhaut durch Laserstrahlen oder elektrisch verschorft, entfernt und so die Blutung endgültig beseitigt werden. Die Gebärmutter muß also nicht immer entfernt werden, und dies geschieht gegenwärtig viel seltener als früher.

Wird nur ein Eierstock entfernt, so reicht die Hormonbildung des verbliebenen Ovars meist für die erforderliche Versorgung des Organismus mit Östrogenen aus. Allerdings kommt es öfter zur Entstehung von Zysten (mit Flüssigkeit gefüllte, blasige, gutartige Anschwellungen) im verbliebenen Ovar. Ihre Entstehung läßt sich durch vorbeugende Verabfolgung einer Östrogen-Gestagensubstitution, im Anschluß an die Operation, etwa ein halbens Jahr dauernd, verhindern. Die gleiche Maßnahme ist manchmal auch bei der Behandlung von kleinen, gutartigen Zysten wirksam.

Frauen, bei denen die Gebärmutter oder ein Eierstock entfernt wurde, kommen meist etwas früher in die Wechseljahre.

Was wissen die Frauen über die Wechseljahre?

Die Frauen im Alter über 40 Jahre sind im allgemeinen recht gut über die Wechseljahre informiert. Sie wissen aus Erzählungen älterer Frauen, welche hauptsächlichen Beschwerden auf sie zukommen. Sie haben sich häufig auch aus Zeitschriften oder durch Ärzte über die wichtigsten Tatsachen belehren lassen. (Siehe Tabellen auf S. 51) Sie sind am meisten an der Verhütung der Osteoporose interessiert, weil sie oft in der Fa-

Welche Probleme der Wechseljahre interessieren Sie am meisten?
967 Fragebögen wurden ausgegeben.
873 Antworten wurden erhalten.
Frauen zwischen 45 und 60 Jahren

Nach Kahn und Holt, 1987

	Prozent
Osteoporose	41,2
Möglichkeiten der Östrogenbehandlung	26,2
Brustkrebs	12,6
Gebärmutterkrebs	2,4
Eierstockkrebs	1,6
Unerwünschte Schwangerschaft	1,6

Welches ist die Hauptquelle der Information von Frauen über die Wechseljahre?
967 Fragebögen wurden ausgegeben. 452 Fragebögen wurden beantwortet.
Frauen zwischen 45 und 60 Jahren

Nach Kahn und Holt, 1976

Informationsquelle	Prozent
Zeitschriften	33,0
Bücher	22,5
Ärzte	20,6
Freundinnen	13,3
Mutter	5,1
Informationsbroschüren	4,4
Fernsehen, Radio	1,1
Ist Ihr Partner über die Wechseljahre informiert?	Ja: 49

milie solche Fälle mit ihren schlimmen Beschwerden und Folgeerscheinungen selbst beobachtet haben. Auch das Krebsproblem stößt auf starkes Interesse, da es hier um ein ausgesprochen gefühlsmäßig bestimmtes Problem geht, das häufig durch Angst geprägt ist.

Dennoch gibt es auch viele unklare und falsche Vorstellungen und Erwartungen, die hoffentlich durch das Lesen der folgenden Kapitel ausgeräumt werden können.

Die Menopause

Der Ausdruck stammt aus dem Griechischen und bedeutet »Aufhören der Monatsblutungen«. Als Menopause wird dementsprechend der Zeitpunkt des Eintretens der letzten von den Eierstöcken gesteuerten Regelblutung bezeichnet. Der Zeitraum von einem Jahr danach wird in die Menopause mit einbezogen, da man ja immer erst nachträglich sicher sein kann, daß die zuletzt aufgetretene Blutung wirklich die letzte

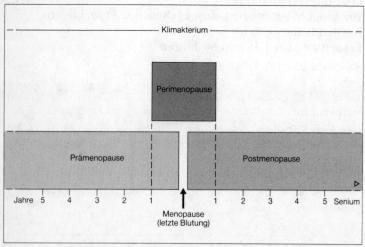

Klimakterium. Prämenopause, Perimenopause und Postmenopause (Schema).

war. Oft wird, besonders im anglo-amerikanischen Sprachraum, der Begriff Menopause mit Klimakterium gleichgesetzt. Dies ist zwar sprachlich unrichtig, hat sich aber leider weithin durchgesetzt. Ein Zeitraum von etwa vier Jahren vor und nach der letzten Regelblutung (der Menopause) wird »Perimenopause« genannt. Das Alter zwischen etwa 55 bis 65 wird als »Postmenopause« bezeichnet. Der gesamte Zeitraum des Überganges von der Geschlechtsreife bis zum Alter (45 bis 65 Jahre) heißt »Klimakterium« (Wechseljahre). Mit 65 Jahren beginnt das Alter (Senium).

Beginn und Dauer der Wechseljahre

Der Beginn der Wechseljahre liegt in Deutschland und den westlichen Industrieländern zwischen 45 und 55 Jahren – mit wenigen Ausnahmen davor und danach, wenn man als Beginn unregelmäßige Blutungen und Hitzewallungen ansieht.

Die letzte Blutung (Menopause) tritt etwa um das 52. Lebensjahr auf mit einer Streuung zwischen dem 41. und 59. Jahr. Je später in der Jugend die erste Regel einsetzte, desto früher tritt meist im Alter die letzte Regel ein. Bei Frauen, die rauchen, setzt die Menopause etwa zwei Jahre früher ein.

Die Wechseljahrsbeschwerden dauern ein bis zwanzig Jahre lang, im Mittel fünf Jahre. Sie sind anfangs schwach, werden im Laufe der ersten Jahre stärker und klingen danach langsam ab. Wurden beide Eierstöcke bei einer Operation entfernt, setzen die Beschwerden nach wenigen Tagen ein und sind meist besonders stark. Nach Ausschaltung der Ovarien durch Bestrahlung oder Krebsmittel (Zytostatika) treten die Symptome erst nach Wochen auf und sind meist weniger ausgeprägt.

Wie häufig sind die Beschwerden?

Die typischen Wechseljahrsbeschwerden treten nach den verschiedenen Untersuchern bei 60 bis 85 Prozent aller Frauen im klimakterischen Alter auf. Die Zahlenangaben sind so unterschiedlich, weil sie in unterschiedlichen Ländern und in verschiedenen sozialen Gruppen erhoben wurden. Gegenwärtig befinden sich etwa 30 Prozent aller Frauen in ganz Deutschland im klimakterischen Alter. Das sind etwa 10 Millionen Frauen. Die Zahl wird aufgrund der Zunahme des Anteils älterer Menschen in der Bevölkerung noch weiter anwachsen.

Beschwerden der Wechseljahre			
Kreislauf-beschwerden	Seelische Störungen	Uro-genitale Rückbildungs-erscheinungen	Stoffwechsel-veränderungen
Hitzewallungen	Nervosität	Verkümmern von Schamlippen	Hautatrophie Faltenbildung
Schweißaus-brüche	Reizbarkeit	Scheide Gebärmutter	Bindegewebs - erschlaffung
Schwindel	Erschöpfbarkeit	Harnröhre Blase	Osteoporose Knochenbrüche
Kribbeln	Aggressivität	Senkung trockene Scheide	Fettstoffwech-selstörung
Ohrensausen	Konzentrations-schwäche	Beschwerden beim Verkehr	Arteriosklerose
Herzklopfen	Entschlußlosig-keit	Juckreiz Brennen	Herzinfarkt Schlaganfall
Kopfschmerzen	Mutlosigkeit Mißstimmung drepessive Verstimmung Schlafstörungen	Blasenent-zündung	Altersdiabetes

Bei etwa 5 Prozent der befallenen Frauen sind die klimakterischen Beschwerden so heftig, daß Arbeitsunfähigkeit eintritt, bei etwa 25 Prozent sind die Symptome sehr stark, bei 30 Prozent stark und bei weiteren 30 Prozent nur schwach ausgeprägt, kurz anhaltend und selten auftretend. Der Krankenstand der Frauen im Klimakterium liegt deutlich über dem gleichalteriger Männer oder jüngerer Frauen.

Knapp 30 Prozent aller Frauen in den Wechseljahren nehmen in Deutschland Hormone ein. Das ist nur ein Bruchteil derjenigen Frauen, die Beschwerden haben und an sich einer Behandlung bedürften.

Häufigkeit von Wechseljahrsbeschwerden in Prozent während der verschiedenen Abschnitte des Klimakteriums

Lauritzen, 1982

Beschwerden Alter	Prämenopause 45–50	Menopause 51–53	Postmenopause 54–57	58–65
Hitzewallungen	36	69	74	42
Schweißausbrüche	28	58	67	31
Schwindel	14	33	41	25
Durchblutungsstörungen	8	20	28	11
Depressive Verstimmung	25	72	76	58
Nervosität	67	51	48	22
Reizbarkeit	65	49	48	17
Spannungsgefühl	44	40	33	25
Kopfschmerzen	41	31	24	19
Schlaflosigkeit	53	56	63	41
Ängste	33	44	26	12

Woran merke ich, daß ich in die Wechseljahre gekommen bin?

Dafür sprechen ein Alter um die 45 bis 55 Jahre, unregelmäßige oder ausgebliebene Blutungen und typische Beschwerden, wie aufsteigende Hitze und Schweißausbrüche. Nicht selten beginnen die Wechseljahre aber auch mit weniger typischen Beschwerden, wie Nervosität und Reizbarkeit, Unruhe, Angstempfindungen, Aggressivität, Leistungsabfall, Konzentrationsschwäche, Vergeßlichkeit, Schlaflosigkeit.

Bestehen Zweifel, ob es sich wirklich um Beschwerden der Wechseljahre handelt, so kann der Arzt durch Hormonbestimmungen von Östradiol und FSH feststellen, ob deren Ursache, nämlich Östrogenmangel, und ein entsprechendes Ansteigen des FSH (Follikelstimulierendes Hormon des Hypophysenvorderlappens) vorliegt. Östradiolwerte von weniger als 30 pg/ml (Pikogramm/Milliliter = 10^{-12} g) und FSH-Werte über 20 IE/ml zeigen an, daß die Wechseljahre eingetreten sind (Siehe Tabelle S. 59). Die Beseitigung der Beschwerden durch eine Östrogenbehandlung kann die Diagnose weiter erhärten.

Über- und Unterfunktion der Schilddrüsentätigkeit kön-

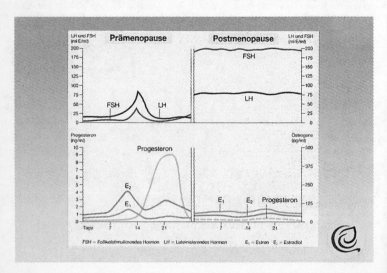

nen Symptome bewirken, die den Wechseljahrsbeschwerden ähnlich sind, und müssen gegebenenfalls als Ursache ausgeschlossen werden, insbesondere dann, wenn Östrogene nicht geholfen haben.

Hitzewallungen

Die typischen Beschwerden der Wechseljahre sind: aufsteigende Hitze, vor allem im Bereich Gesicht, Oberkörper und Armen, gefolgt von starken Schweißausbrüchen. Ursache ist eine erhebliche Gleichgewichtsstörung in den Zentralen des Gehirns, die Kreislauf und Wärmeregulierung steuern. Östrogene stabilisieren dieses System normalerweise und halten es im Gleichgewicht. Weitere Beschwerden sind: Durchblutungsstörungen, Schwindel, ferner Nervosität, Reizbarkeit, seelische Spannung, Kopfschmerzen, Schlaflosigkeit und Ängste, die alle mit einem gestörten Stoffwechsel und einer veränderten Tätigkeit der im Gehirn gebildeten Nervenhormone infolge Östrogenmangel zusammenhängen. Diese Beschwerden treten zu den verschiedenen Zeiten der Wechsel-

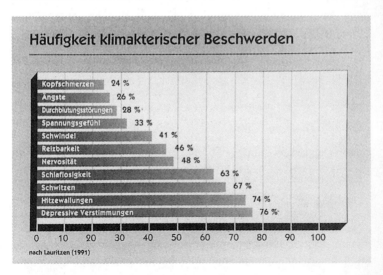

Häufigkeit klimakterischer Beschwerden

Beschwerde	%
Kopfschmerzen	24 %
Ängste	26 %
Durchblutungsstörungen	28 %
Spannungsgefühl	33 %
Schwindel	41 %
Reizbarkeit	46 %
Nervosität	48 %
Schlaflosigkeit	63 %
Schwitzen	67 %
Hitzewallungen	74 %
Depressive Verstimmungen	76 %

nach Lauritzen (1991)

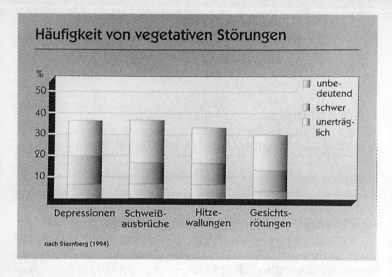

Häufigkeit von vegetativen Störungen

%
- unbedeutend
- schwer
- unerträglich

Depressionen | Schweißausbrüche | Hitzewallungen | Gesichtsrötungen

nach Sternberg (1994)

jahre in unterschiedlicher Häufigkeit und Stärke auf. Einzelheiten sind den Tabellen auf den Seiten 55, 57 und 58 zu entnehmen.

Wieviel Prozent der Frauen in den Wechseljahren nehmen in Deutschland Hormone?

Östrogentabletten	6,4 Prozent
Östrogenpflaster	5,1 Prozent
Östrogen-Gestagen-Tabletten	8,0 Prozent
Östrogenpflaster + Gestagen	5,6 Prozent
Östrogencreme oder -zäpfchen	2,3 Prozent
Gestagene alleine	1,7 Prozent
Östrogen und männliche Hormone	0,2 Prozent
	29,3 Prozent

Hormonwerte bei Eintritt der Menopause

im Serum

FSH	> 20 mE/ml (> 1700 ng/ml)
LH	> 15 mE/ml (> 300 ng/ml)
FSH/LH-Quotient	> 1,4
17ß-Östradiol	< 20 pg/ml
Östron	< 50 pg/ml

Bei Vorliegen dieser Werte sind die Wechseljahre eingetreten. Eine Empfängnisverhütung ist dann nicht mehr erforderlich

Die Sexualität in und nach den Wechseljahren

Die Einstellung der Gesellschaft zur Sexualität des alternden Menschen ging, überwiegend unter dem Einfluß religiös geprägter Überzeugungen, lange von der Anschauung aus, daß nach dem Eintreten der Unfruchtbarkeit mit der Menopause Geschlechtsverkehr nicht mehr sinnerfüllt und moralisch schwer zu rechtfertigen sei, da er nicht mehr der Fortpflanzung diene. Das Thema wurde tabuisiert. Zeitbedingte Vorurteile, das Festhalten an alten Rollenvorstellungen und sicherlich auch einfache Gedankenlosigkeit haben solche Vorurteile bis in die Gegenwart fortbestehen lassen. Erst in unserem Jahrhundert haben Sexualforscher, Soziologen und Psychologen nachgewiesen, daß auch jenseits der Menopause und in höherem Alter Geschlechtsverkehr und sexuelle Betätigung – oder auch nur der Wunsch danach – viel häufiger sind, als früher angenommen wurde und daß solche Empfindungen völlig normal sind. Die vorliegenden wissenschaftlichen Erkenntnisse zeigen nicht nur, daß sexuelle Kontakte bis ins hohe Alter bestehen, sondern auch, daß sie ein wichtiger Bestandteil des Gefühlslebens und der Lebensfreude darstellen. Sexualität bringt älteren wie jüngeren Menschen Freude, Selbstbestätigung, Entspannung, seelische Bereicherung und fördert die im Alter besonders wichtigen sozialen Kontakte auf menschlicher Ebene. Oft kann die Frau erst aufgrund der

Tatsache, daß eine Schwangerschaft nicht mehr eintreten kann, zu einem unbelasteten Genuß ihrer sexuellen Empfindungen kommen. Das Bedürfnis nach Liebe, Zärtlichkeit und sexueller Erfüllung besteht also lebenslang, und niemand braucht sich solcher Gefühle und Wünsche zu schämen, auch nicht in höherem Alter.

Bei einem Teil der Frauen in und nach den Wechseljahren kann die Sexualität voll erhalten und unverändert befriedigend sein. Bei einem kleinen Prozentsatz nimmt die sexuelle Befähigung sogar zu.

Alle Statistiken zeigen jedoch, daß nach der Menopause die sexuelle Aktivität bei einem Teil der Paare ganz aufhört, in zahlreichen anderen Fällen deutlich seltener wird. Der eheliche Verkehr nimmt beispielsweise von einer normalen Häufigkeit zwei- bis dreimal pro Woche im Alter von 20 Jahren auf eine Häufigkeit von einmal alle zwei Wochen bei 55- bis 60jährigen ab (Kinsey und andere). Die gesamte Triebbefriedigung (also Geschlechtsverkehr, Zärtlichkeiten und Selbstbefriedigung) sinkt ebenfalls von drei- bis viermal je Woche bei jungen Frauen auf einmal alle zwei Wochen bei älteren.

Naturgemäß verändern sich auch die sexuellen Reaktionen mit steigenden Jahren. Alle mit Nerven- und Gefäßbeeinflussungen einhergehenden Vorgänge verlaufen langsamer. Die sexuelle Reaktion geht mit einem Feuchtwerden der Scheide und des Scheideneinganges einher. Diese tritt bei jüngeren Frauen bei geschlechtlicher Erregung nach wenigen Sekunden ein. Bei älteren Frauen setzt sie mit starker Verzögerung von fünf Minuten und mehr oder gar nicht ein. Ein längeres zärtliches Vorspiel kann daher erforderlich sein. Der Kitzler (die Klitoris) ist in manchen Fällen berührungsempfindlich oder gar -schmerzhaft. Kommt es zum Orgasmus, so können durch die dabei auftretenden Zusammenziehungen der Gebärmutter krampfartige Schmerzen eintreten.

Herzkrankheiten, Bluthochdruck, Übergewicht, Bewegungseinschränkungen der Wirbelsäule oder der Hüftgelenke und Atembeschwerden können der Sexualität natürliche Grenzen setzen.

Der in der Postmenopause eintretende Östrogenmangel

beeinträchtigt die Sexualität nicht unmittelbar. Frauen mit starken Wechseljahrsbeschwerden, wie Schlaflosigkeit, depressiven Verstimmungen, nervöser Erschöpfung oder Migräne, werden aber verständlicherweise wenig Interesse an körperlichen Kontakten haben. Eines der am häufigsten geklagten Symptome des Östrogenmangels ist die trockene Scheide oder in höherem Alter die Atrophie der Scheide mit Neigung zu Entzündungen, die den Geschlechtsverkehr schwierig oder sogar schmerzhaft machen kann. Bei solchen Östrogenmangelzuständen kann eine Östrogenzufuhr selbstverständlich helfen.

Auch Unterleibsbeschwerden, eine zurückliegende Genitaloperation oder Beschwerden nach Röntgenbestrahlungen können die sexuellen Möglichkeiten erheblich einschränken. Die operative Entfernung der Brust beim Mammakarzinom führt nicht selten zu seelisch bedingten sexuellen Problemen von seiten der Frau oder ihres Partners. In solchen Fällen kann manchmal ein einfühlsames ärztliches Gespräch mit beiden Beteiligten oder eine Psychotherapie helfen.

Beim Mann kann die Potenz lange erhalten bleiben. Selbstverständlich spielen aber auch die Einstellung des männlichen Partners zur Sexualität, seine Gesundheit, seine abnehmende Leistungsfähigkeit und seine Wunschvorstellungen eine wichtige Rolle. Beim Mann können Herzkrankheiten, Durchblutungsstörungen, Zuckerkrankheit, eine Prostataoperation oder die Einnahme beruhigender und blutdrucksenkender Mittel die Potenz beeinträchtigen. Häufig ist auch bei vielleicht an sich schwacher Sexualität das Interesse am Geschlechtlichen mehr oder weniger erloschen. In andern Fällen richtet sich die Aufmerksamkeit des Mannes auf jüngere Frauen.

Zusammenfassend gilt es für beide Partner, geänderte oder ganz neue Formen des geschlechtlichen Beisammenseins zu finden, die ihrer Leistungsfähigkeit und ihren Wünschen entsprechen und in denen Zärtlichkeit, ein verlängertes Vorspiel und eine neue Verteilung der Rollen an Bedeutung gewinnen. Im Alter sollte man sich nicht an Normen messen, die nicht mehr erfüllt werden können und die mit den wirklichen Wünschen und Bedürfnissen nicht übereinstimmen.

Spielen durch Östrogenmangel bedingte Beschwerden, wie Schlaflosigkeit und depressive Verstimungen, eine Rolle, so wird deren Beseitigung durch eine Östrogenbehandlung auch die Sexualität günstig beeinflussen. Wird die Scheide unter Östrogeneinfluß wieder feucht, elastisch und belastungsfähig, sind Jucken, Brennen und Schmerzen beim Verkehr verschwunden, so kann auch das sexuelle Interesse wieder erwachen.

Eine fehlende Libido bei der Frau kann durch eine sachkundige Verabfolgung von männlichen Hormonen behoben werden, falls andere Maßnahmen nicht erfolgreich sind. Unerwünschte Nebenwirkungen der männlichen Hormone sind durch vorsichtige Dosierung und sorgfältige Überwachung vermeidbar.

III. Folgeerscheinungen des Hormonmangels

Atrophie und Funktionsstörungen von Scheide, Harnröhre und Blase

Der nach dem Aufhören der Ovarialfunktion eintretende Östrogenmangel führt nicht sofort zu stärkeren Beschwerden an den Zielorganen der Östrogene, wie Scheide, Harnröhre und Blase. In den ersten Jahren klagen manche Frauen beispielsweise nur über Trockenheit der Scheide und dadurch bedingte Schwierigkeiten beim Geschlechtsverkehr. Grund dafür ist eine deutlich verminderte Durchblutung und Durchsaftung des Gewebes. Stärkere Beschwerden pflegen erst einige Jahre später aufzutreten, also in der Postmenopause: Die Scheidenhaut wird zunehmend dünner, daher empfindlich und leicht verletzbar. Sie neigt wegen fehlender Abwehrkraft vermehrt zu Entzündungen. Die Entzündungen können zu Brennen, Jucken und beißendem Ausfluß führen und starke Beschwerden beim Geschlechtsverkehr verursachen.

Die Rückbildung (Atrophie) der Harnröhre und der Blase bewirken Harndrang, Schmerzen beim Wasserlassen und Brennen in der Harnröhre. Blasen-Harnröhren-Entzündungen und äußerliches Wundsein sind die häufige Folge. Meist kommen Infektionen hinzu. Durch den Elastizitätsverlust infolge Östrogenmangels kann es zu einem Heraustreten der hinteren Harnröhrenwand aus der Harnröhrenöffnung kommen (Ektropium der Urethra). Der Befund wird öfter mit einem Harnröhrenpolypen verwechselt. Das Ektropium kann unter mechanischen Einflüssen, wie Scheuern der Kleidung, leicht bluten.

Infolge Erschlaffung der Muskulatur und des Bindegewebes durch Östrogenmangel kann eine Senkung der Scheide und der Gebärmutter eintreten, wobei Blase und Darm ebenfalls heruntergezogen werden. Bei sehr starker Senkung kann ein Vorfall der Unterleibsorgane auftreten.

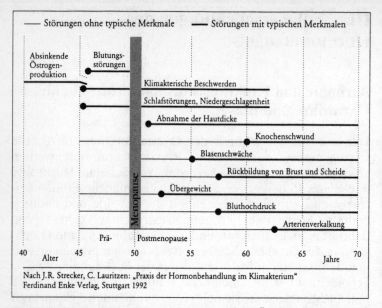

Nach J.R. Strecker, C. Lauritzen: „Praxis der Hormonbehandlung im Klimakterium"
Ferdinand Enke Verlag, Stuttgart 1992

Diese Abbildung verdeutlicht, welche Folgen der Östrogenmangel haben kann und wann mit Beschwerden zu rechnen ist. So treten z. B. die typischen klimakterischen Beschwerden wie Hitzewallungen, Schweißausbrüche oder Schlafstörungen meist bereits in der Prämenopause auf, während Knochenschwund (Osteoporose) und Arterienverkalkung im allgemeinen erst 10–15 Jahre nach der Menopause als Erkrankung erkennbar werden.

Als Folge von Atrophie, Entzündung, Senkung und Muskel- sowie Bindegewebserschlaffung kommt es bei 30 bis 40 Prozent aller Frauen in den Wechseljahren zu einer Harninkontinenz, das heißt, die Frauen können den Harn bei bestimmten Belastungen nicht halten. Man unterscheidet nach der Ursache eine Dranginkontinenz und eine Belastungsinkontinenz (Streß-Inkontinenz). Bei der Dranginkontinenz tritt durch Atrophie und Entzündung der Blase öfter starker Harndrang ein. Daher muß die Patientin häufig und sehr rasch die Toilette aufsuchen. Gelingt ihr das nicht, so geht der Harn unwillkürlich ab. Die Belastungsinkontinenz tritt bei Betätigung der Bauchpresse ein, also beispielsweise bei schwerem Heben, Lachen, Husten, Niesen, Treppensteigen. Besonders unangenehm ist der Harnverlust beim Geschlechtsverkehr.

Alle oben beschriebenen Erkrankungen und Funktionsstörungen können durch eine Östrogeneinnahme in der Postmenopause meist verhindert oder erfolgreich behandelt werden.

Eine Östrogenverabfolgung ist auch vor und nach einer Senkungs- oder Fisteloperation hilfreich, da durch das Hormon die Heilungsergebnisse verbessert werden.

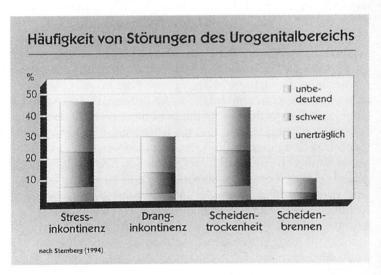

Häufigkeit von Störungen des Urogenitalbereichs

nach Sternberg (1994)

Rückbildung von Haut und Schleimhäuten

Die Haut, ihre Anhangsgebilde (Haare und Nägel) und die Schleimhäute reagieren besonders empfindlich auf den Östrogenmangel, der in den Jahren nach der Menopause eintritt. An der Haut kommt es zuerst zu einer Minderdurchblutung und damit zu verringerter Versorgung mit allen Nährstoffen. Der Stoffwechsel (Eiweißeinbau in die Zelle) geht zurück. Wärmeleitung und Wärmestrahlung sind herabge-

65

setzt. Die Haut wird in ihren Schichten dünner, insbesondere in der obersten Lage, der Epidermis. Auch das Unterhautbindegewebe erschlafft, da die elastischen Bestandteile (Hyaluronsäure, Kollagen) sich zurückbilden. Dadurch treten vermehrt Falten auf; die Festigkeit des Gewebes geht verloren. Junge Haut zeichnet sich durch eine hohe Wasserbindungsfähigkeit aus. Die alternde Haut und Unterhaut trocknen aus, da durch den Hormonmangel die Fähigkeit Wasser zu binden, verlorengeht. Feuchtigkeitszufuhr ist deshalb das Ziel der meisten Maßnahmen der Kosmetik. Wasserbindung im Gewebe, die die »Vollsaftigkeit« der Haut gewährleistet, ist eine der typischen günstigen Wirkungen der Östrogene.

Auch die Anhangsgebilde der Haut, also Haare, Nägel und Talgdrüsen, stehen unter Hormoneinfluß. In den Wechseljahren nehmen die Östrogene ab, während die männlichen Hormone weiterhin unverändert gebildet werden. Es kann also zu einer gewissen »Entweiblichung« oder sogar Vermännlichung kommen. Durch den Östrogenmangel werden die Kopf- und Schamhaare dünner und fallen vermehrt aus. Dagegen kann sich ein Damenbart ausbilden. Die Nägel werden brüchig. Das Überwiegen der männlichen Hormone bewirkt eine vermehrte Talgabsonderung, also eine Seborrhoe. Der Kopfhaarausfall ist oft vom männlichen Typ (sogenannte Geheimratsecken).

Nicht nur die Haut, auch die Schleimhäute werden dünner, trockener, empfindlicher. Nicht selten wird im Mund über Prothesendruck, Wundsein und Trockenheit geklagt. Entzündungen häufen sich.

An den Bindehäuten und der Hornhaut des Auges kann sich das für den postmenopausalen Hormonmangel typische Krankheitsbild der Austrocknung und Entzündung (Keratoconjunctivitis sicca) einstellen. Auch die sich morgens nach dem Aufwachen unangenehm bemerkbar machende Verklebung der Augenlider und die Verstopfung der Tränenkanäle (die an der Innenseite der Augen münden) durch eingetrocknete Sekretkörnchen ist unter anderem durch Östrogenmangel bedingt und kann – wie alle beschriebenen Veränderungen – durch Östrogenzufuhr verhütet oder beseitigt werden.

Das Bindegewebe

Das Bindegewebe verbindet die Organe und gibt ihnen Halt. In der Haut und in der Unterhaut gewährleistet das Bindegewebe die notwendige Elastizität und die Belastbarkeit. Zu den Hauptbestandteilen des Bindegewebes gehören die Kollagene. Nach der Menopause und mit zunehmendem Alter läßt deren Funktion erheblich nach. Eine der wichtigen Ursachen ist der Mangel an Östrogenen. Sie fördern die Bildung und die Stärke der Kollagene, verbessern dadurch die Festigkeit der Haut und vermindern deren Faltenbildung. Sie verbessern den inneren Halt der Organe, beispielsweise auch der Unterleibsorgane.

Seelische Folgeerscheinungen

DEPRESSIONEN

Die depressive Verstimmung gehört zu den Symptomen, die in allen Befragungsschemata von Wechseljahrsbeschwerden vorkommt. Etwa 20 Prozent aller Frauen in den Jahren des Klimakteriums und danach leiden unter behandlungsbedürftigen Ausprägungen. Leichte Zustände von Mutlosigkeit, Verzagtheit, Weinerlichkeit, Entschlußlosigkeit kommen häufiger vor. Die Depression kann eine Reaktion auf starke Beschwerden oder sonstige Probleme der Wechseljahre sein (reaktive Depression). Der Östrogenmangel spielt dabei eine Rolle, weil Östrogene nachhaltig in den Gehirnstoffwechsel eingreifen und damit das Befinden grundlegend günstig beeinflussen. Die echten endogenen Depressionen sind hier nicht gemeint.

ÄNGSTE

Angststörungen haben in jüngster Zeit bei Frauen deutlich zugenommen. Sie werden sogar häufiger beobachtet als Depressionen, und zwar vornehmlich in der Altersgruppe zwischen 50 und 60 Jahren. Viele dieser Frauen haben keine greifbaren Ängste und können keine Ursache angeben, stehen ihren Empfindungen selbst verständnislos gegenüber. Ihre Ängste verursachen nicht immer körperliche Beschwerden.

Beschäftigt man sich näher mit den Ursachen, so stellt man fest, daß es sich meist um Versagens-, um Erwartungsängste und um Schuldgefühle handelt. Das Gefühl des Versagens oder die Furcht davor entsteht durch die Besorgnis, den Belastungen und Forderungen des Tages aufgrund des schlechten Befindens und der verminderten Leistungsfähigkeit nicht gewachsen zu sein. Die Erwartungsängste beziehen sich auf die Angst vor der Zunahme der Beschwerden und des Eintretens von Erkrankungen, Familienproblemen und Sorge um die finanzielle und soziale Zukunft. Die Schuldgefühle können vielerlei Ursachen haben. Oft handelt es sich darum, daß die Frau glaubt, ihre Pflichten im familiären Bereich nicht gut genug erfüllt zu haben, weil ihre Berufstätigkeit oder ihre Unausgeglichenheit und Aggressivität zu Streit mit den Kindern oder dem Partner geführt hat. Als Reaktion stellt sich Mut-, Antriebs- und Hoffnungslosigkeit ein.

Nur in einem Teil der Fälle treten auch seelisch bedingte körperliche Beschwerden auf, wie Muskelverspannung, Kopfschmerzen, Magenbeschwerden.

Bei den Frauen mit solchen Angststörungen handelt es sich meist um Personen mit geringer Stabilität, schwacher Ichstärke und mangelndem Selbstwertgefühl, die das heute herrschende Ideal von Gesundheit, Jugend und Leistungsfähigkeit für sich als besonders belastend empfinden.

Zur Behandlung ist eine Psychotherapie zu empfehlen. Eher überraschend wurde jedoch festgestellt, daß eine Behandlung mit Östrogenen gerade bei Angstsymptomen äußerst erfolgreich eingesetzt werden kann.

Gewichtszunahme, Blutdruck

In 60 Prozent der Fälle kommt es in und nach den Wechseljahren zu einer Gewichtszunahme von mehr als 5 Kilogramm (Abb. S. 71). Dies ist durch die Verminderung des Stoffwechsels und das Fehlen der Eierstockshormone bedingt. Die Gewichtszunahme ist oft bei starken klimakterischen Beschwerden besonders stark (Abb. S. 70 unten). Die zusätzlichen Fettpolster lagern sich meist an Hüften und Oberschenkeln an (weiblicher Typ). Oft stellt sich aber auch eine Fettverteilung vom eher männlichen Typ ein, die ein besonderes Risiko für Zuckerkrankheit, Bluthochdruck, Arterienverkalkung sowie Unterleibs- und Brustkrebs mit sich bringt. Der Blutdruck nimmt sowieso altersbedingt zu (Abb. S. 70 oben).

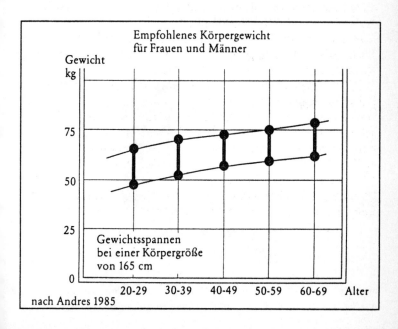

Empfohlenes Körpergewicht für Frauen und Männer

Gewicht kg

Gewichtsspannen bei einer Körpergröße von 165 cm

20-29 30-39 40-49 50-59 60-69 Alter

nach Andres 1985

69

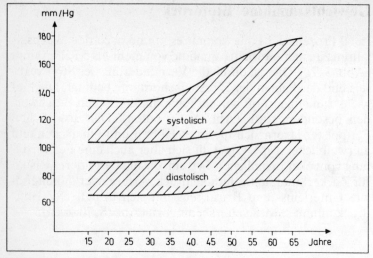

Altersabhängiger Verlauf des Blutdrucks bei Frauen
Systolisch: bei Zusammenziehung des Herzens
Diastolisch: bei Erschlaffung des Herzens
Grenzwert zum erhöhten Blutdruck: 150/90

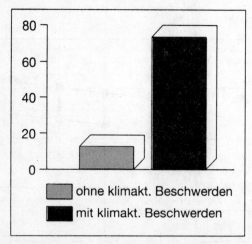

Häufigkeit, mit der Frauen im klimakterischen Alter mit bzw. ohne klimakterische Beschwerden Gewichtsprobleme haben (nach Enzelsberger, 1989).

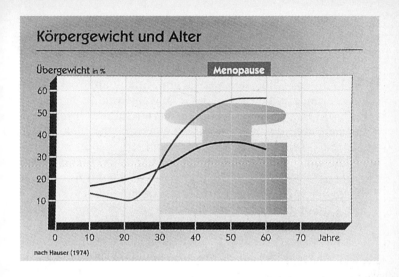

Körpergewicht und Alter

Übergewicht in %

Menopause

nach Hauser (1974)

Wie Arterienverkalkung entsteht

Arteriosklerose (Atherosklerose) bedeutet Einlagerung von Fett (Cholesterin) in die Arterienwand. Danach kommt es zu Kalkeinlagerung, Geschwürbildung und Verengung der Gefäße mit Unterversorgung durch Sauerstoff und Nährsubstanzen. Cholesterin (Cholesterol), die Grundsubstanz, aus der der Körper die Steroidhormone (Östrogene, Progesteron, männliche Hormone und Nebennierenhormone) herstellt, wird mit der Nahrung zugeführt. Es findet sich vor allem in tierischen Fetten und im Eigelb, entsteht aber auch im Körper selbst, nämlich in Darm und Leber. Es empfiehlt sich, seine Menge in der Nahrung zu begrenzen. Das Cholesterin wird durch Lipoproteine (Fett-Eiweiß-Verbindungen) im Blut transportiert. Man unterscheidet mehrere Anteile, nämlich hauptsächlich die Lipoproteine niedriger Dichte (in g/ml. Low Density Lipoproteine = LDL) und die Lipoproteine hoher Dichte (High Density Lipoproteine = HDL). Die LDL enthalten besonders viel Cholesterin; sie tragen das Choleste-

71

rin der Nahrung in den Körperkreislauf, wo es sich bei beginnender Arterienverkalkung in der Gefäßwand ablagern kann. Das HDL bringt das Cholesterin aus dem Kreislauf zurück zur Leber und zur Ausscheidung durch Galle und Darm. HDL kann das Cholesterin sogar im Anfang atherosklerotischer Veränderungen aus der Gefäßwand wieder herauslösen. Das LDL ist also bei erhöhten Werten für die Gesundheit gefährlich, weil es arterioskleroseförderd wirkt. Das HDL ist für die Gesundheit günstig, insbesondere wenn die Werte im Blute hoch sind, weil es arterioskleroseverhütend wirkt. Östrogene senken das LDL und steigern das HDL, wirken also günstig und damit arteriosklerosehemmend.

Die Zusammenhänge sind in Wahrheit noch komplizierter. Oxidationsprodukte des LDL (Sauerstoffanlagerungen) und Rakikale (freier Sauerstoff) schädigen die Gefäßwände. Östrogene verhindern dies, indem sie die Oxidation des LDL hemmen und die freien Radikale binden und damit unschädlich machen. Örtlich gebildete Stoffe in der Innenwand der Gefäße (die die Durchblutung fördern) und verschiedene

---

Wann besteht eine erhöhte Gefährdung für Arteriosklerose, Herzinfarkt und Schlaganfall?

– Bei Vorkommen von Arteriosklerose in der Familie,

– bei frühzeitigem Verlust der Eierstöcke oder frühzeitiger Menopause, langzeitigem Ausbleiben der Regel,

– bei hohen Blutfettwerten, Cholesterin erhöht, LDL hoch, HDL niedrig,

– bei erhöhtem Blutdruck,

– bei Diabetes (Zuckerkrankheit),

– bei Übergewicht,

– bei starkem Rauchen,

– bei Streß (vermehrte seelische Belastung)

Wachstumsfaktoren, die durch Östrogene vorteilhaft beeinflußt werden und die bei Östrogenmangel vermindert sind, spielen eine zusätzliche Rolle bei der Entstehung der Arteriosklerose. Von Bedeutung sind dabei vor allem die Blutdruck- und Kreislaufverhältnisse, die sich unter Östrogenmangel verschlechtern und unter Östrogenzufuhr verbessern.

Der günstige Einfluß der Östrogene auf das Cholesterin und die Lipoproteine sowie auf Herz und Kreislauf und damit die arteriosklerosverhütende Wirkung sind die wichtigsten Gründe, warum nach den Wechseljahren eine langzeitige Einnahme von Östrogenen zur Verhütung von Arterienverkalkung und den Folgen, nämlich Herzinfarkt und Schlaganfall, empfohlen wird.

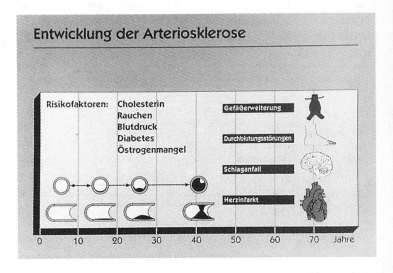

Entwicklung der Arteriosklerose

Risikofaktoren: Cholesterin, Rauchen, Blutdruck, Diabetes, Östrogenmangel

Gefäßerweiterung
Durchblutungsstörungen
Schlaganfall
Herzinfarkt

0   10   20   30   40   50   60   70   Jahre

Kalziumstoffwechsel, Knochenentkalkung und Knochenbrüche nach den Wechseljahren

Der Mensch baut den Mineralgehalt und damit die Dichte und Festigkeit seines Knochengerüstes in der Jugend auf. Mit etwa 25 Jahren ist der Höhepunkt des Erwerbs an Knochenmasse erreicht. Von da an bis ins hohe Alter zehrt er nun von dem, was er – gewissermassen als Guthaben – auf der »Knochenbank« angesammelt hat.

Der Knochen ist ein lebendiges Gewebe mit einem hohen Stoffwechselumsatz. Normalerweise halten sich Aufbau und Abbau des Skeletts etwa die Waage. Dabei wird der Aufbau des Knochengewebes durch die *Osteoblasten*-Zellen, der Abbau durch die *Osteoklasten*-Zellen bewerkstelligt. Östrogene hemmen den Knochen*abbau* über eine Hemmung der Osteoklasten. Progesteron und Gestagene fördern den Knochen-

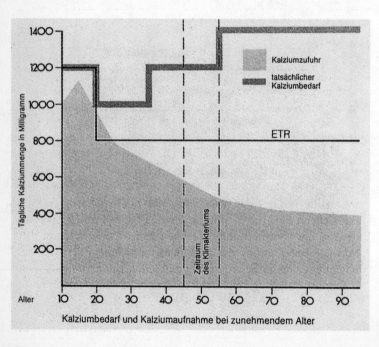

Kalziumbedarf und Kalziumaufnahme bei zunehmendem Alter

aufbau durch die Anregung der Osteoblastentätigkeit. Diese für die Festigkeit und Leistungsfähigkeit des Knochens wichtige Wirkung der beiden Geschlechtshormone greift über Empfängerzellen unmittelbar am Knochen an, verläuft aber auch über eine Aktivierung mehrerer anderer knochenwirksamer Hormone endokriner Drüsen, nämlich über das Calcitonin der Schilddrüse und das Parathormon der Nebenschilddrüsen sowie über die Wachstumshormone. Östrogene sind auch in den Aufbau des Vitamin-D-Hormons (Calcitriol, in Leber und Niere) aus Vitamin D 3 eingeschaltet, das für die Aufnahme von Kalzium aus dem Darm mitverantwortlich ist. Östrogene fördern ferner direkt und indirekt die Aufnahme von Kalzium aus dem Darm und vermindern den Kalziumverlust über Nieren und Darm.

Bei Östrogenmangel sinken Calcitonin und Parathormon ab. Kalzium strömt durch die nun ungehemmte knochenab-

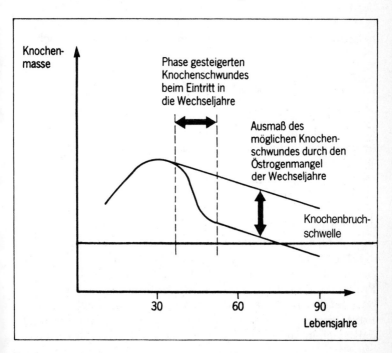

bauende Osteoklastenwirkung aus dem Knochen heraus und geht durch Ausscheidung über Nieren und Darm verloren. Die Kalziumbilanz des Knochens wird negativ. Der Knochen verliert seine Mineralstoffdichte und Festigkeit. Eine Osteoporose entsteht, und bei geringfügigen Anlässen kommt es zum Knochenbruch, meist an den Wirbeln des Rückgrats, an den Unterarmen oder in höherem Alter am Oberschenkelhals. Der schwammartige (trabekuläre) Knochen der Wirbelsäule ist, meist im Lendenbereich, zuerst befallen. Dabei brechen die festen Deckplatten der Wirbelkörper ein, so daß keilförmige oder fischwirbelartige Verformungen auftreten. Dadurch bildet sich ein Buckel. Man spricht von dem »Witwenbuckel«, da früher die Ehemänner dieser Frauen – bedingt durch die geringere Lebenserwartung der Männer – meist bereits gestorben waren. Durch das Zusammensintern der Wirbelkörper werden die Frauen nicht nur krumm, sondern auch bis zu 20 Zentimeter kleiner und klagen über erhebliche Rückenschmerzen. Insbesondere nach Schenkelhalsbrüchen ist die Sterblichkeit mit etwa 15 Prozent hoch.

Einige Tatsachen über die Osteoporose

Von den an Osteoporose Erkrankten sind etwa 85 Prozent Frauen und nur 15 Prozent Männer. Osteoporose ist also ganz überwiegend eine Frauenkrankheit. Bei der Postmenopausen-Osteoporose sind 95 Prozent aller Fälle durch Östrogenmangel bedingt. Andere mögliche Ursachen spielen eine zweitrangige Rolle. (Siehe S. 77 oben)

Etwa 30 bis 40 Prozent aller Frauen bis zu 65 Jahren haben eine durch Knochendichtemessung nachweisbare Osteoporose, sofern sie nicht nach der Menopause mit Östrogenen behandelt wurden. Mit ansteigendem Alter nimmt die Häufigkeit noch zu und kann 80 bis 95 Prozent erreichen. Bei über 50 Prozent der 75jährigen findet man Einbrüche der Wirbelkörper, bei 30 bis 40 Prozent treten andere Knochenbüche auf. Pro Jahr muß man in Deutschland mit bis zu 50 000 Schenkelhalsbrüchen und einer etwa gleichen Zahl von Unterarmbrü-

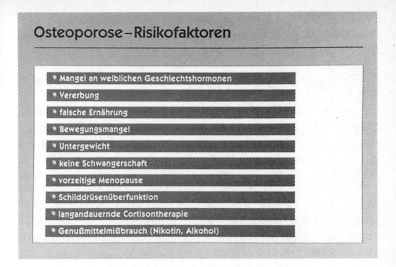

Osteoporose – Risikofaktoren

- Mangel an weiblichen Geschlechtshormonen
- Vererbung
- falsche Ernährung
- Bewegungsmangel
- Untergewicht
- keine Schwangerschaft
- vorzeitige Menopause
- Schilddrüsenüberfunktion
- langandauernde Cortisontherapie
- Genußmittelmißbrauch (Nikotin, Alkohol)

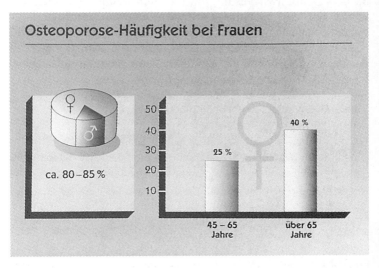

Osteoporose-Häufigkeit bei Frauen

ca. 80–85 %

45 – 65 Jahre: 25 %
über 65 Jahre: 40 %

chen durch östrogenmangelbedingte Osteoporose rechnen. Neben hoher Sterblichkeit ist bei den Überlebenden mit Invalidität und Pflegebedürftigkeit zu rechnen. Die Kosten dafür belaufen sich auf etwa 6 Milliarden Mark pro Jahr.

Man weiß heute recht genau, welche Frauen für Osteoporose besonders anfällig sind. Dies sind vor allem Frauen, die bereits als junge Mädchen östrogenmangelbedingte Regelstörungen hatten, ferner Frauen, die vorzeitig ihre Eierstöcke verloren haben oder vorzeitig in die Wechseljahre kamen. Ferner sind es schlanke Frauen mit wenig Fettgewebe, da dieses für die Östrogenbildung wichtig ist. Zu Osteoporose neigen auch Frauen, die zu wenig Kalzium und Vitamin D und zu viel Phosphate (Fleisch, Süßigkeiten, Colagetränke) zu sich nehmen, ferner Personen, die im Übermaß Alkohol trinken und Zigaretten rauchen und sich wenig körperlich betätigen. Damit sind zugleich die Möglichkeiten einer Verhütung der Osteoporose genannt. Die Osteoporose kommt langsam und unbemerkt. Sie macht anfangs keine, wenn sie sich jedoch durch Frakturen bemerkbar macht, sehr starke Beschwerden. Das Ereignis einer Wirbelveränderung, meist in der Lendenwirbelsäule, wird nicht immer sogleich erkannt. Oft wird fälschlich unter der Diagnose Bandscheibenvorfall oder Rheuma behandelt. Bei Brüchen des Unterarms, des Oberschenkels oder des Hüftkopfes, der Rippen oder des Beckens ist natürlich das akute Ereignis nicht zu übersehen.

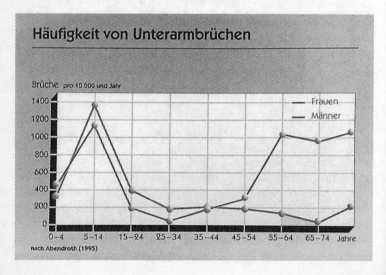

Häufigkeit von Unterarmbrüchen

Brüche pro 10.000 und Jahr

Frauen
Männer

nach Abendroth (1995)

Die Schmerzen sind stark, der Befund ist eindeutig. Komplikationen sind möglich. Die Sterblichkeit im Gefolge des Geschehens liegt, wie gesagt, je nach Alter, Art des Bruches (kompliziert oder unkompliziert) und der Güte der Versorgung bei 10 bis 20 Prozent. Das Ereignis erfordert ein sofortiges Eingreifen mit Krankenhausaufenthalt. Häufig folgt Invalidität, lange Nachbehandlung und Berentung.

Die Osteoporose und ihre Folgen sind nicht schicksalsbedingt. Sie kann verhindert und behandelt werden. Viel menschliches Leid ließe sich vermeiden, wenn mehr Frauen als bisher über die Möglichkeiten der Verhütung und Behandlung Bescheid wüßten. Die Aufklärung darüber ist ein wichtigs Anliegen dieses Buches (siehe Seite 174).

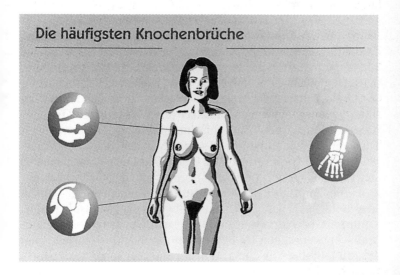

Die häufigsten Knochenbrüche

IV. Was kann man selbst für die Gesundheit tun?

Nach dem 50. Lebensjahr treten Alterserscheinungen im Aussehen, im Befinden und in der Leistungsfähigkeit vermehrt und immer deutlicher auf. Dies wird auch an der Verschlechterung vieler objektiv nachweisbarer Meßwerte erkennbar. So kommt es zum Rückgang der Leistungsfähigkeit von Herz und Lungen, zu einer Verminderung der Muskelmasse, des Muskelfarbstoffs (Myoglobin), das den Sauerstoff bindet, zur Abnahme der Zellteilungen und der aktiven Zellinhalte (Mitochondrien) und der Aktivität von Enzymen sowie der Kohlenhydratreserven (Glykogen). Ferner stellt sich eine Verminderung der Gefäßversorgung (Kapillarisierung) und der Durchblutung aller Gewebe infolge zunehmender Blutgefäßverkalkung und eine Verschlechterung der Fließeigenschaften des Blutes ein. Die Kräfte der Verdauung lassen nach, nämlich die Tätigkeiten von Leber, Galle, Bauchspeicheldrüse und die Magen-Darm-Funktion. Die Haut wird dünner, faltig, trocken, schlechter durchblutet. Der Organismus verliert seine Wasserbindungsfähigkeit, trocknet aus. Das Knochensystem mindert seinen Mineralgehalt, das Stützgewebe bildet sich zurück. Die Gelenkfunktion verschlechtert sich durch Degeneration des Knorpels und der Gelenkflüssigkeit. Die Empfindlichkeit für Insulin, das Hormon der Bauchspeicheldrüse, das den Kohlenhydratstoffwechsel regelt, nimmt ab. Im Nervenystem bilden sich Nervenverbindungen und -verzweigungen (Synapsen und Dendriten) zurück. Insgesamt läßt die Abwehrkraft nach, und die Neigung zu alterstypischen Erkrankungen nimmt zu.

Läßt sich das verhindern? Leider nein, aber man kann alle Rückbildungsvorgänge verzögern. Hierfür werden im folgenden einige wirksame und praktisch brauchbare Hinweise gegeben.

Schäden vermeiden

Nach Meinung der Fachleute liegt die Hauptursache für Gesundheitsschäden im Verhalten der Menschen selber, indem sie durch Fehlverhalten im Lebensstil, vor allem durch Mißbrauch von Genußmitteln und schädliche Nahrungszusammensetzung, Überernährung, Übergewicht und zu wenig körperliche Bewegung das Auftreten der »Zivilisationskrankheiten« fördern. Durch ein gesundheitsbewußtes Verhalten ist es dementsprechend möglich, krankheitsverhütend zu wirken. In vielen Fällen wäre der Gebrauch von Medikamenten (beispielsweise blutdrucksenkende Mittel), die allerdings nicht immer ohne Nebenwirkungen sind, unnötig, wenn beispielsweise eine Gewichtsabnahme durch entsprechende Diät erzielt würde. Mehr als ein Drittel aller Erkrankungen und vorzeitiger Todesfälle könnte durch eine vernünftige Lebensführung vermieden werden.

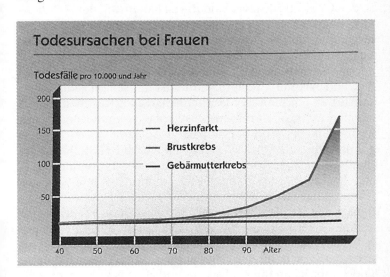

Todesursachen bei Frauen

Todesfälle pro 10.000 und Jahr

- Herzinfarkt
- Brustkrebs
- Gebärmutterkrebs

Allgemeine Richtlinien

Auf die Gefahr hin, Bekanntes zu wiederholen, sollen im folgenden wichtige Verhaltensregeln zusammengefaßt werden, die geeignet sind, Ihre Gesundheit und Leistungsfähigkeit zu erhalten und unnötige Krankheiten zu vermeiden.

Die *Ernährung* spielt dabei eine entscheidende Rolle: Schränken Sie vor allem die tierischen Fette ein, die den Cholesterinspiegel erhöhen. Ein wesentlicher Teil tierischer Fette läßt sich durch pflanzliche Fette und Öle ersetzten. Essen Sie ein bis zweimal pro Woche Fisch wegen seines Gehaltes an hochungesättigten Fettsäuren. Sparen Sie Kalorien durch die Einschränkung der Kohlenhydratzufuhr (naschen Sie nicht!) und bevorzugen sie gemischte, also nicht zu einseitige Kost. Obst und schonend zubereitetes Gemüse sorgen für die Zufuhr von Vitaminen und Spurenelementen sowie von Füllsubstanzen, die die Verdauung fördern. Ziel dieser Ratschläge ist es, den Cholesterinspiegel niedrig zu halten, um der Arterienverkalkung vorzubeugen, ferner schädliches Übergewicht zu vermeiden, die Versorgung mit wichtigen Wirkstoffen und eine geregelte Verdauung zu gewährleisten.

Von den Genußmitteln sind nicht zu große Mengen Kaffee, Tee, und Alkohol erlaubt. Nikotin ist mit seinen zahlreichen Giftstoffen ein schweres Gesundheitsrisiko. Rauchen ist, zusammen mit größeren Mengen Alkohol, eine der häufigsten Krankheits- und Todesursachen.

Ausreichend *körperliche Bewegung* ist für Herz, Kreislauf und Stoffwechsel von größter Bedeutung. Empfehlenswert sind leichte gymnastische Übungen morgens und abends, Spaziergänge mit zwischenzeitlichen mehrfachen Beschleunigungen der Schrittzahl (bis über 120 pro Minute) und der Bewältigung leichter Steigungen. Dauerlauf (Jogging) sollte nicht übertrieben werden. Gleichgewichtsübungen sind für ältere Leute von besonderer Bedeutung, da ein Fallen häufig zu Knochenbrüchen führt. Morgens und abends kalt oder wechselnd kalt und warm zu duschen, mit anschließender Massage durch Frotteehandtücher, wirkt anregend auf Kreislauf und Stoffwechsel. Im Alter benötigt man weniger Schlaf. Den-

Einfluß von diätetischen Maßnahmen und von Östrogenen-Gestagenen auf das LDL-Cholesterin*

Maßnahme	LDL-Cholesterin Senkung in Prozent
Nur 25 Prozent aller Kalorien aus tierischem Fett	– 15–20
Verstärkte Zufuhr hochungesättigter Fettsäuren	– 6–15
Nahrungseinschränkung (Gleichgewicht Zufuhr : Verbrauch)	– 6–10
Vegetarische Ernährung	– 5–15
Faserreiche Kost (Ballaststoffe)	– 4– 6
Nahrungscholesterin < 300 mg/Tag	– 2– 4
Orale Estrogene	– 6–16

* Gefährdungsfaktor für Arterienverkalkung

noch ist regelmäßiger, tiefer und entspannender Schlaf wichtig für das Aussehen und die Leistungsfähigkeit über Tag. Da der alternde Körper austrocknet, muß der ältere Mensch reichlich trinken. Es sei denn, daß andere Gründe (z. B. eine Herzschwäche) dagegen sprechen. Die Haut benötigt intensive Pflege durch Zufuhr von schützendem Fett oder Öl und über die Bindung von Feuchtigkeit.

Nicht zuletzt bedarf der Geist der andauernden Schulung. Lesen (und Nachdenken) ist besser als Fernsehen. Natürlich gibt es auch interessante und lehrreiche Radio- und Fernsehsendungen. Nehmen Sie die Angebote von Volkshochschulen, Universitäten (Seniorenkollegs) und von Seniorenklubs, Diskussionsrunden und Vereinen wahr. Selbst das Lösen von Kreuzworträtseln ist nützlich, da der ältere Mensch Schwierigkeiten bei der Wortfindung haben kann. Führen Sie Tagebuch und schreiben Sie Ihre Lebensgeschichte auf. Eine nachdenklichere Beschäftigung ist kaum vorstellbar.

Ein weiterer guter Rat: Wenn es Herbst wird, lassen Sie

sich gegen Grippe impfen, und versorgen Sie sich reichlich mit Vitamin C. Der Mindestbedarf beträgt 100 Milligramm pro Tag. Das Vitamin C (Ascorbinsäure) ist in frischem Blattgemüse, Apfelsinen, Kartoffeln, Zitronen und Sanddorn enthalten. Verwenden Sie Frischkost. Durch Lagern und Kochen nimmt der Vitamingehalt ab.

Bei zusätzlichem Bedarf, etwa bei Krankheiten, kann man Vitamin C in Apotheken und Drogerien billig erwerben.

Regeln für eine gesunde Lebensführung

Essen Sie gemischte Kost, nicht zu große Mengen, lieber öfter kleine Mahlzeiten.

Leben Sie kalorienbewußt. Essen Sie spät abends nichts mehr.

Nehmen Sie einen ausreichenden Anteil faserreicher Kost zu sich: Gemüse, frisches Obst, Vollkornbrot.

Sparen Sie an Süßigkeiten und stark zuckerhaltigen Getränken. Verwenden Sie statt Zucker, wenn möglich, Süßstoff.

Sparen Sie am Salz.

Sie benötigen Eiweiß, aber nicht zuviel (Vorsicht: Cholesterin!)

Meiden Sie fettes Fleisch.
Pflanzliche Fette (hochungesättigte Fettsäuren) sind tierischen Fetten vorzuziehen.

Achten Sie auf die Zufuhr von ausreichend Vitaminen, Mineralien, Spurenelementen: Mineralwasser, ungesüßte Fruchtsäfte. Wichtig: Kalzium aus Magermilch, magerem Käse, Joghurt.

Die Zubereitung ist wichtig. Meiden Sie aufgewärmte Nahrung und »fast food«, schlechtes Öl (Pommes frites), gegrilltes Fleisch.

Trinken Sie nur wenig Alkohol und mäßig Kaffee.

Sorgen Sie für regelmäßige Verdauung.

Wenn Sie rauchen, sollten Sie es sich abgewöhnen.

Ausreichender Schlaf ist für Stimmung und Aussehen wichtig.

Meiden Sie übermäßige Sonnenbestrahlung.

Wenn Sie übergewichtig sind, sollten Sie abnehmen.

Kontrollieren Sie Ihren Blutdruck. (Besorgen Sie sich einen eigenen Apparat in der Apotheke oder beim Arzt.) Wenn Ihr Blutdruck erhöht ist, legen Sie einen Obsttag, Reistag oder Fastentag ein, und lassen Sie sich behandeln.

Sorgen Sie für ausreichend Bewegung in frischer Luft. Betreiben Sie Gymnastik, Sport, Laufen (aber in Maßen). Am besten ist Spaziergehen mit leichten Steigungen. Sie sollten mehrmals täglich einen beschleunigten Herzschlag haben und außer Atem geraten.

Stellen Sie den Mißbrauch von Schmerz-, Beruhigungs- und Betäubungsmitteln ab.

Lassen Sie sich im Herbst gegen Grippe impfen. Vitamin C beugt Erkältungen vor.

Gehen Sie regelmäßig zur Vorsorgeuntersuchung.

Linderung typischer Wechseljahrsbeschwerden durch einfache Mittel

Hitzewallungen, Schwitzen: Durch gut kontrollierte wissenschaftliche Untersuchungen konnte nachgewiesen werden, daß eine Atembehandlung Hitzewallungen und Schweißausbrüche in ihrer Stärke mildert und seltener auftreten läßt.

Die Atmung soll mehrmals täglich möglichst tief in den Bauch und langsam, etwa sechs- bis achtmal pro Minute erfolgen. Dabei soll die Ausatmung dreifach länger dauern als die Einatmung. Diese Art der Atmung führt zu einer günstigen Beeinflussung des unwillkürlichen Nervensystems (Dämpfung des Sympathicus), dessen Gleichgewichtsstörung für die Hitzewallungen mit anschließendem Schweißausbruch verantwortlich ist. Kühlung jeder Art und gut lüftende, Schweiß aufsaugende Kleidung (Baumwolle) verbessern das Befinden. Kaffee und konzentrierte Alkoholika rufen Wallungen hervor und verstärken sie. Daher sind Kaffee und Alkohol zu meiden. Sorgen Sie für kühle und schattige Räume.

Depressionen: Dauerlauf (Jogging) kann bei Niedergeschlagenheit und Mutlosigkeit Abhilfe schaffen. Es konnte gezeigt werden, daß durch Langlauf im Gehirn Substanzen freigesetzt werden, die das subjektive Befinden verbessern (Opioide, Endorphine). Eine Selbstbehandlung ist in leichten Fällen auch durch Einnahme eines rezeptfreien pflanzlichen Präparats, nämlich des Hypericum (Johanniskraut) erfolgreich möglich (Hyperforat, Psychiatrin).

Schlaf: Zur Förderung des Schlafes ist das Einhalten »ritueller« Verhaltensweisen wichtig. Zum Schlafen muß man selbstverständlich müde sein oder sich müde machen. Entspannungsverfahren, wie das Yoga, sind zweifellos wirksam. Wenn ein Schlafloser sie nicht beherrscht, sollte er sie erlernen. Ein Spaziergang an der frischen Luft, ein Glas warmer Milch mit Honig, eine Tasse warmen Tees, der Baldrian, Hopfen, Melisse enthält, wirken oft günstig. Das Abendessen sollte nicht zu spät eingenommen werden und nicht zu schwer sein. Selbstverständlich sollte man Probleme des Tages vor dem Schlafengehen zu vergessen suchen und aufregende Fernsehsendungen oder Lektüre vermeiden. Ein fast immer wirksames Mittel sind kalte Wadenwickel oder das Überziehen nasser, kalter Socken, über die trockene gestreift werden. Schlafen sollte man, wenn möglich, bei offenem Fenster. Das Deckbett sollte leicht sein, um eine Wärmestauung zu vermeiden.

Verhütung der großen Krankheiten

Die häufigsten Krankheits- und Todesursachen betreffen Herz–Kreislauf, Osteoporose, Zuckerkrankheit (Diabetes), Schilddrüsenstörungen und die Krebserkrankungen der verschiedenen Organe. Sie alle lassen sich in ihrer Häufigkeit und dem Zeitpunkt ihres Auftretens günstig beeinflussen.

VERHÜTUNG VON HERZINFARKT

Entscheidend ist die Ernährung, nämlich die Einschränkung der Cholesterinzufuhr (wenig tierische Fette und Verzicht auf Eidotter). Durch körperliche Betätigung kann der Cholesterinspiegel gesenkt und das Risiko eines Herzinfarkts herabgesetzt werden. Ein Drink pro Tag (z. B. Cognac oder ein Glas Wein) scheint eher günstig zu wirken, ebenso das Provitamin A, das sich in roten und gelben Gemüsen findet (z. B. Karotten). Blutdruckerhöhung und Übergewicht sind Risikofaktoren und sollten daher verhindert oder beseitigt werden. Rauchen ist für die Herzkranzgefäße besonders schädlich. Über die Möglichkeiten, einen Herzinfarkt durch Salizylsäure (z. B. Aspirin) zu verhindern, wird Sie Ihr Arzt beraten.

Welche Blutwerte für Cholesterin sind krankhaft erhöht? Welche Werte sollte man durch die Behandlung erreichen?		
Gesamt-Cholesterin	mehr als 220 mg/dl	krankhaft
LDL	mehr als 190 mg/dl	krankhaft
Behandlungsziel (bei 1 Risikofaktor)	weniger als 155 mg/dl	
(bei 2 Risikofaktoren)	weniger als 135 mg/dl	
HDL	mehr als 45	krankhaft
Behandlungsziel	weniger als 45 mg/dl	

Risikofaktoren sind: erhöhter Blutdruck mehr als 140/90, Übergewicht, Zuckerkrankheit, Erkrankung der Herzkranzgefäße, in der Familie erblicher erhöhter Cholesterinspiegel

Übergewicht, erhöhter Blutdruck und ein hoher Cholesterin-spiegel (mehr als 200 mg Gesamt-Cholesterin) erhöhen die Gefahr für das Eintreten eines Schlaganfalls, ebenso Rauchen und Alkohol in größeren Mengen. Das Passivrauchen ist dabei fast noch schädlicher als das Selbstrauchen. Je nach Menge der gerauchten Zigaretten steigt das Risiko, einen Schlaganfall zu erleiden, um das Zwei- bis Fünffache. Falls Sie rauchen sollten, gewöhnen Sie es sich ab, denn zwei bis vier Jahre nach der letzten Zigarette läßt die erhöhte Gefährdung allmählich nach. Auch ein erhöhter Blutdruck (mehr als 150/90) und Diabetes (Zuckerkrankheit) bringen ein erhöhtes Risiko mit sich. Körperliche Bewegung und leichte Gymnastik sowie eine nach Kalorien- und Fettgehalt vernünftige Ernährung haben einen günstigen Einfluß.

Verlust an der zu erwartenden Lebensdauer in Jahren durch einige der häufigsten Erkrankungen von Frauen.
Sie wären durch eine Behandlung mit Östrogenen etwa um die Hälfte zu verhüten. Zusätzlich würde die Heilungsrate verbessert

Nach Elskjaer und Mitarbeitern, 1992

	Häufigkeit je 100 000 Frauen nach der Menopause pro Jahr	Verlust an Lebensjahren je 100 000 Frauen nach der Menopause pro Jahr
Herzinfarkt	101	73
Schlaganfall	75	29
Schenkelhalsbrüche	6	9
Brustkrebs	39	20
Gebärmutterkörper-krebs	12	7

VERHÜTUNG VON OSTEOPOROSE

Grundlage der Vorbeugung und Behandlung des Knochenschwundes und der daraus folgenden Knochenbrüche ist die Zufuhr genügender Mengen von Kalzium und Vitamin D. Ein halber Liter Milch, zusätzlich Joghurt und Käse, reichen aus, um die Grundversorgung zu sichern. Auch entrahmte und entfettete H-Milch (0,5 Prozent Fett) enthält genügend Kalzium (1 Gramm) und Vitamin D (400–10000 Internationale Einheiten) für den Tagesbedarf. Muskeltätigkeit fördert den Erhalt sowie die optimale Funktion und Bruchfestigkeit des Knochens. Alkohol, Rauchen und hoher Phosphatverzehr (Fleisch und Süßigkeiten) führen zu Knochenabbau.

Welche Daten aus der Vorgeschichte oder dem körperlichen Befund weisen auf eine besondere Gefährdung für Osteoporose hin und geben daher Hinweise, daß eine Östrogeneinnahme angezeigt sein könnte?

Frühe Menopause oder vorzeitiger Verlust der Eierstöcke.

Langzeitiges Ausbleiben der Regel in der Vorgeschichte (auch in der Jugend).

Verspätet einsetzende Pubertät.

Keine Geburten.

Östrogenmangelerscheinungen im Bereich Scheide oder Harnwege.

Osteoporose in der Familie.

Knochenbrüche in der Vorgeschichte.

Festgestellter beginnender Knochenverlust.

Schilddrüsenüberfunktion.

Funktionsstörungen der Nebenschilddrüse.

Sitzende Lebensweise, mangelnde Bewegung, Bettlägerigkeit.

Unterversorgung mit Kalzium und Vitamin D (z. B. durch

Unverträglichkeit von Milchprodukten oder Magen-Darmerkrankungen).

Überangebot von Phosphaten (Süßigkeiten, Cola, Fleisch).

Erhebliches Untergewicht.

Starkes Zigarettenrauchen, Alkoholismus, Koffeinmißbrauch.

Medikamente (langzeitig hohe Dosen Cortison, Heparin).

Verdacht auf Osteoporose besteht bei *Rückenschmerzen* im Alter ab 50, bei *Rundrücken* und bei *Größenabnahme* sowie beim Auftreten von *Knochenbrüchen* schon bei leichten Unfällen.

Gründe aus der Vorgeschichte für eine erhöhte Gefährdung von Frauen für Unterleibs- und Brustkrebs. Aus diesen sogenannten Risikofaktoren ergeben sich Hinweise für eine Verhütung dieser Krebserkrankungen:

1. durch besonders sorgfältige und engmaschige Vorsorgeuntersuchungen,
2. durch Behandlung von Vorerkrankungen, die sonst die Krebsgefahr erhöhen,
3. durch Veränderungen des Lebensstils,
4. durch eine sachgerechte Behandlung mit Hormonen.
Die Gefährdung einer Bevölkerung ohne Risikofaktoren wäre 1,0.
Zahlen über 1 bedeuten eine Risikoerhöhung.
Zahlen unter 1 bedeuten eine Risikominderung.

➤ GEBÄRMUTTERHALSKREBS (Kollumkarzinom)

Risikofaktoren	Höhe der Gefährdung (relatives Risiko)
Frühzeitiger Geschlechtsverkehr	4,5fach
Häufig wechselnde Partner	4,3fach
Schlechte Sexualhygiene des Partners	2,0fach
Verletzungen des Muttermundes bei Geburten	1,8fach
Entzündungen	2,6fach
Befall durch Papillomaviren	5,5–14,0fach
Niedrige soziale Schicht	5,0fach
Empfängnisverhütende Pille	1,03fach
Östrogen-Gestagen-Behandlung langzeitig,	1,01fach
Rauchen	16,0fach

➤ GEBÄRMUTTERKÖRPERKREBS (Endometrium- oder Corpuskarzinom)

Familiäre und erbliche (genetische) Belastung	4fach
Überdurchschnittliche Größe	3,5fach
Übergewicht bis 20 kg	3fach
über 20 kg	10fach
Kein Kind oder nur ein Kind	3fach
Frühe Pubertät, späte Wechseljahre	2,4fach
Regelstörungen, Ausbleiben des Eisprungs	2,5fach
Zuckerkrankheit (Diabetes)	3,5fach
Brustkrebs, Dickdarmkrebs (Kolon)	8fach
Röntgenbestrahlung des Unterleibs	16fach
Östrogene in überhöhten Dosen	3fach
übermehr als 10 Jahre und ohne Gestagenzusatz	
Östrogene und Gestagene	0,22–0,8fach
	(echte Krebsverhütung)

➤ BRUSTKREBS (Mammakarzinom)

Familiäre und erbliche (genetische) Belastung	3,4fach
Befall beider Brüste bei Mutter oder	9–10fach
Schwester vor dem 40. Lebensjahr	
Hoher Kalorien- und Fettverzehr, Übergewicht	4fach
Keine Schwangerschaft	3fach
Späte erste Schwangerschaft	3fach
Nicht länger gestillt	1,6fach
Brustkrebs andere Seite	6,5fach
Endometriumkarzinom, Kolonkarzinom	8fach
Brustknoten (Mastopathie)	1,6fach
Wuchernde (proliferierte) Mastopathie	3,9fach
Krebsvorstadium (Ca in situ)	18–30fach
Nur Östrogene niedrige Dosis, langzeitig	1,0fach
hohe Dosierung, langzeitig	1,25–1,7fach
Östrogene und Gestagene	0,6–4,0fach
	(statistisch nicht gesichert)

➤ EIERSTOCKKREBS (Ovarialkarzinom)

Familiäre und erbliche (genetische) Belastung	4fach
Frühe Menarche, späte Wechseljahre	1,8fach
Keine Geburten	3fach
Nur 1 Geburt	2,3fach
Unterleibs- oder Darmkrebs	4fach
Soziale Oberschicht	2fach
Empfängnisverhütende Pille länger eingenommen	0,5fach
Östrogene und Gestagen langzeitig	0,5–0,9fach

VERHÜTUNG VON SCHILDDRÜSENUNTERFUNKTION

Süddeutschland ist eine Jodmangelgegend. Daher empfiehlt es sich, dort zur Verhütung von Unterfunktion der Schilddrüse und zur Verhinderung einer Kropfbildung Jod zuzuführen. Das kann geschehen durch die Verwendung von jodhaltigem Speisesalz oder durch die Benutzung einer jodhaltigen Zahnpasta. Jod ist reichlich in Milch und Milchprodukten sowie in Seefischen und Eiern enthalten.

VERHÜTUNG VON ZUCKERKRANKHEIT (DIABETES)

Die Entstehung einer Zuckerkrankheit wird gefördert durch ein übermäßiges Angebot von Kohlenhydraten und Fetten und das damit verbundene Übergewicht. Daher sind Schlankheit, Vermeidung eines hohen Zucker- und Fettanteils in der Nahrung und körperliche Betätigung zur Verbrennung überschüssiger Kalorien die beste Vorbeugung. Auch Frauen mit einem erhöhten Spiegel männlicher Hormone sind stärker gefährdet.

Bei übermäßigem Durst, häufigem Wasserlassen, insbesondere nachts, und Nachlassen der Leistungsfähigkeit sollten Sie an das Vorliegen einer Zuckerkrankheit denken und sich bei Ihrem Arzt auf Zuckerkrankheit untersuchen lassen.

VERHÜTUNG VON KREBS

Es gibt eine Reihe allgemeiner Ratschläge zur Krebsverhütung, die bereits bei der Verhütung der Herz-Kreislauf-Erkrankungen genannt wurden: Vermeidung von Fett, Übergewicht, Alkohol und Nikotin. In Deutschland sterben jährlich 14 000 Frauen an Lungen-, Mund-, Kehlkopf-, Speiseröhren-, Nieren-, Blasen- und Gebärmutterhalskrebs als Folge des Rauchens (auch des Mitrauchens, beispielsweise weil der Ehemann raucht). Weltweit stirbt jeder fünfte Mensch an Krankheiten, die durch Rauchen mitverursacht wurden. Jeder dritte vorzeitige Tod in mittlerem Alter ist auf das Rauchen zurückzuführen. Etwa die Hälfte aller Raucher sterben an ihrer Sucht. Krebsverhütend über die Hemmung krebsfördernder Stoffe wirken Vitamin A und Provitamin A, Vitamin C und E, ferner Eisen und die Spurenelemente Selen und Jod. Sie finden sich in den meisten Vitamin-Mineral-Spurenelement-Präparaten. Rauchen und Alkoholkonsum verursachen übrigens einen erhöhten Vitaminbedarf.

VERHÜTUNG VON BRUSTKREBS

Die Höhe der Kalorien und des Verzehrs tierischer Fette spielt eine wichtige Rolle bei der Entstehung des Brustkrebses. Sie sollten daher mindestens teilweise durch pflanzliche Fette und Öle ersetzt werden. Auch Eiweiß ist zu reduzieren und Fisch zu bevorzugen. Übergewicht ist ein Risikofaktor. Allein schon durch *ein* hochprozentiges alkoholisches Getränk pro Tag steigt die Gefährdung für Brustkrebs um 40 Prozent an. Gebärmutterkörperkrebs (Endometriumskarzinom) Übergewicht, erhöhter Blutdruck und Diabetes sind die wichtigsten mitverursachenden Faktoren, die einer Vorbeugung und Behandlung zugänglich sind.

Die regelmäßige Selbstuntersuchung der Brust (Abb. S. 94–95) und die regelmäßige Vorsorge mit Mammographie sichert – falls Krebs sich entwickeln sollte – Früherkennung und Heilungschance.

VERHÜTUNG VON GEBÄRMUTTERHALSKREBS (KOLLUM- KARZINOM)

Giftstoffe des Zigarettenrauchs werden bevorzugt im Muttermundschleim konzentriert und ausgeschieden. Diese sind krebserregend. Der Zusammenhang von Rauchen und der Entstehung des Kollumkarzinoms ist gesichert. Örtliche Entzündung und Befall durch übertragbare Krankheitserreger (Viren) sind eine weitere wichtige Krankheitsursache. Die Benutzung von Kondomen kann davor schützen.

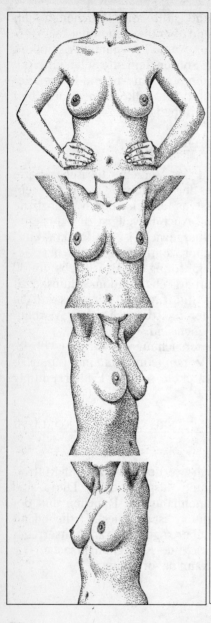

Bild 1
Stellen Sie sich entspannt
vor den Spiegel. Stützen Sie
die Hände auf die Hüften
und betrachten Sie Ihren
Busen.

Bild 2
Jetzt verschränken Sie die
Arme hinter dem Kopf.
Lassen Sie sich Zeit und
beobachten Sie genau.

Bild 3 und 4
Drehen Sie mit erhobenen
Armen den Oberkörper
langsam nach links und
anschließend nach rechts.
Alles okay?

Bild 5
Beginnen Sie die Unter-
suchung im Liegen oben
auf der Innenseite der
linken Brust und wandern
Sie langsam nach außen.

Bild 6
Untersuchen Sie nun die
äußere Seite der Brust,
ebenfalls linienförmig von
oben nach unten. Tasten Sie
kreisförmig die Umgebung
des Warzenhofes ab. Hat
sich etwas verändert? Ist
Ihre Brust schmerzemp-
findlicher geworden?

Bild 7
Nun zu den Lymphknoten.
Tasten Sie mit den Finger-
spitzen die Achselhöhle ab.

Bild 8
Pressen Sie mit Daumen
und Zeigefinger Ihre Brust-
warze. Sondert Sie Flüssig-
keit ab? Wiederholen Sie
nun die Untersuchung an
der rechten Brust.

Wenn Sie unsicher sind, las-
sen Sie sich beim Arzt die
richtigen Handgriffe zeigen.
Wenn Sie Veränderungen
feststellen, scheuen Sie sich
nicht, zum Arzt zu gehen.

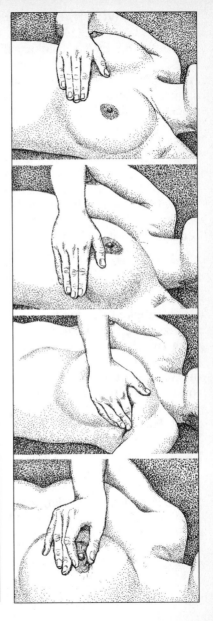

VERHÜTUNG VON MAGEN-DARM-KREBS

Auch bei dieser Krebslokalisation sind hoher Fett- und Fleischverzehr, kalorische Überernährung und Übergewicht, Alkohol sowie Mangel an faser- und schlackenreicher, verdauungsfördernder Frischkost ursächlich verantwortlich zu machen. Wichtig ist daher der teilweise Ersatz tierischer Fette durch pflanzliche Fette und Öle sowie von Fleisch durch Fisch. Die Kost soll ausreichend Obst, Gemüse, Vitamine, Mineralien und Spurenelemente enthalten. Regelmäßige Darmentleerung ist, falls notwendig durch Pflaumen, Feigen, Milchzucker oder Leinsamen zu sichern.

Gegrilltes, geräuchertes und gepökeltes Fleisch ist besonders zu meiden, da diese Zubereitungen zur Bildung krebserzeugender Stoffe (Nitrosamine) führen. Vitamin C und E hemmen die Entstehung solcher Substanzen.

VERHÜTUNG VON HAUTKREBS

Die Häufigkeit der Pigmentgeschwülste (Melanome) nimmt in letzter Zeit stark zu. Es besteht ein direkter Zusammenhang zwischen der Häufigkeit und Intensität der Sonnenbestrahlung. Eine vernünftige Minderung dieser Belastung und die Verwendung wirksamer Sonnenschutzmittel (Schutzfaktor 10) sind eine brauchbare Verhütung. Witterungseinwirkung verstärkt auch die Faltenbildung und Alterung der Haut. Hautpflegemittel dienen dem Schutz der Haut, der Erhaltung des Säureschutzmantels und der Feuchtigkeitszufuhr. Sie sind nicht ohne Wirkung. Ihr Arzt wird entscheiden, ob bei Ihnen eine zusätzliche Behandlung mit der faltenmindernder Vitamin A-Säure angezeigt ist. Hautpflege und Schutz vor Sonne verhüten auch den einfachen Hautkrebs (das Basaliom), der allerdings meist nicht sehr bösartig ist.

Venen wirken als Kühlgefäße in der Haut. Wärmebäder über 28 Grad sind daher von Venenkranken zu meiden. Wärme erweitert die Venen und läßt zusätzliches Blut durch sie fließen, so daß die Stauung verstärkt wird. Eine Besserung von Venenbeschwerden bringt die Anwendung von kaltem Wasser als kalte Dusche oder Fuß-Waden-Bad in Tauchgefäßen, die bis zum Knie reichen. Sie sind im Sanitätsgeschäft erhältlich. Auch eine Badewanne, in der kaltes Wasser bis zum Knie steht, ist geeignet. Gehen Sie darin umher und bewegen Sie besonders die Zehen- und Wadenmuskulatur. Überhaupt ist gehen günstig, da Muskeltätigkeit die Venen entstaut. Barfußlaufen und Tragen von Sandalen, die die Fußsohlen massieren und durch Tätigkeit der Zehenmuskeln gehalten werden, sind besonders günstig. Ungünstig ist dagegen enges Schuhwerk und einschnürendes Strumpfgummi. Auch Zwerchfell-Tiefatmung vor dem offenen Fenster kräftigt die Venenfunktion. Venenmittel, z. B. Roßkastanienextrakt, eingenommen oder auf die Unterschenkel aufgetragen, sind nur mäßig wirksam. In schweren Fällen sind Stützstrümpfe oder Gummistrümpfe erforderlich.

V. Der Gang zum Arzt

Manchen Frauen fällt es schwer, sich zu einem Arztbesuch zu entschließen. Unbewußte oder bewußte Ängste, Scheu, sich einem fremden Menschen zu offenbaren oder anzuvertrauen, Scham und eine Abneigung gegen die körperliche Untersuchung sowie schließlich Bequemlichkeit oder Gleichgültigkeit können dafür verantwortlich sein. In einigen wenigen Fällen besteht eine Abneigung gegen die technische Medizin oder die Schulmedizin und einige ihrer Vertreter.

Dennoch: Bedenken Sie, welche Sicherheit Ihnen eine Vorsorgeuntersuchung geben kann, wieviel gute, wirksame Hilfe die Medizin heute bei Krankheiten und Beschwerden zu leisten vermag, was alles zur Verhütung möglicher späterer Krankheiten und Leiden getan werden, wie gut es sein kann, sich einmal auszusprechen, seine Angst zu verlieren und bei Problemen, die man selbst nicht lösen kann, Verständnis, Rat und wirksame Hilfe zu erhalten.

Sie werden sich Ihren Arzt im näheren Wohnbereich aussuchen und zwar nach dem Rufe, den er bei seinen Patientinnen hat oder nach der Empfehlung von Freundinnen oder Bekannten. In wichtigen Fragen sollen Sie aber auch die Reise in einen anderen Ort nicht scheuen.

Bei Ihrem ersten Besuch werden Sie sogleich merken, ob der Arzt Ihnen liegt und Ihren Erwartungen entspricht. Gegenseitige Sympathie zwischen Patientin und Arzt ist eine wichtige Voraussetzung für die Vertrauensbildung und die gemeinsame Bemühung, zum Erfolg zu gelangen. Haben Sie keine Angst zu fragen, wenn Sie etwas nicht verstehen, und verschweigen Sie Ihre Probleme nicht, auch nicht die sexuellen, wenn diese vielleicht etwas mit den bestehenden Beschwerden zu tun haben könnten. Ein guter Arzt wird sich Zeit nehmen und Ihre Sache zu der seinen machen.

Entscheidend sind natürlich Wissen und Können des Arztes. Ob ein Arzt wirklich tüchtig und sachkundig ist, kann man meist im Gespräch herausfinden, insbesondere dann, wenn man sich selbst ein wenig vorbereitet hat, beispielsweise durch das Lesen eines Sachbuches, und ihn durch wohlfundierte Fragen veranlaßt, sein Wissen in das Gespräch einzubringen. In kritischen Fragen oder wenn noch Zweifel bestehen, kann es keiner Patientin verübelt werden, wenn sie zusätzlich noch einen anderen Arzt zu Rate zieht.

An wen soll man sich wenden?

Für die Patientinnen ist es oft schwer herauszufinden, welcher Arzt die Spezialkenntnisse hat, die sie erwartet. Es gibt viele praktische Ärzte, Gynäkologen, Internisten, Orthopäden, die beispielsweise auf dem Gebiete der Hormonbehandlung gute Kenntnisse besitzen und sich regelmäßig fortbilden. Leider gilt das nicht für alle Ärzte. Wie aber kann eine Patientin in Erfahrung bringen, an welcher Stelle sie gut, richtig und nach dem letzten Stand des Wissens beraten wird? Dies ist oft ein Problem, da Ärzte keine Werbung betreiben dürfen und da es nicht für jede Spezialität eine Zusatzbezeichnung gibt. Manche Information erhält man durch Mund-zu-Mund-Propaganda, wenn man andere betroffene Frauen nach ihren Erfahrungen fragt. Selbstverständlich kann man seinen Arzt oder den Apotheker befragen. Manchmal erhält man über Presse, Rundfunk und Fernsehen Information über universitäre Spezialisten oder Einrichtungen. Ein Verzeichnis der Spezialärzte findet sich im Telefonbuch. Erkundigen Sie sich gegebenenfalls beim Vorsitzenden des örtlichen Ärztevereins, der Kreisärzteschaft oder bei der regionalen Ärztekammer nach den Spezialisten. An den Universitäts-Frauenkliniken gibt es Abteilungen für Endokrinologie (Hormonfragen) oder wenigstens Spezialsprechstunden für Endokrinologie, noch besser: Menopause-Sprechstunden. Dort werden Sie sicherlich kompetent behandelt. Erkundigen Sie sich in Ihrer Buchhandlung nach Ratgebern über die Menopause. Sind die Verfasser deutschsprachige Ärzte, so haben Sie wahrscheinlich eine Ihnen zugängliche Sprechstunde. In einigen dieser Bücher werden Ansprechanschriften mitgeteilt.

Ist eine eingehende Untersuchung mit besonderen Tests in der Klinik erforderlich, so steht für Sie eine »Menopausenklinik« in Bad Sassendorf zur Verfügung, die sich auf Probleme der Wechseljahre spezialisiert hat. Einen guten Ruf in der Grundlagenforschung und der Behandlung der Osteoporose haben die Abteilung Endokrinologie der Medizinischen Universitäts-Klinik in Heidelberg, die Klinik »Der Fürstenhof« in Bad Pyrmont, die Universitäts-Klinik für Innere Medizin in Jena, die orthopädische Klinik Balgrist in Zürich, die I. Medizinische Klinik des Rudolf-Virchow-Krankenhauses in Berlin-Wedding, jetzt Charité, und das Klinikum Berlin-Steglitz sowie die innere Abteilung der Krankenhäuser in Leverkusen und Wiesbaden. Alle kompetenten Kliniken können Ihnen hier natürlich nicht genannt werden.

Sollten Sie unter Osteoporose leiden, so erteilt Ihnen das »Kuratorium Knochengesundheit« e. V. in 74889 Sinsheim, Hettenbergring 5, alle erforderlichen Auskünfte, veröffentlicht Broschüren für Laien und unterstützt die zahlreichen Selbsthilfegruppen für Osteoporose, die es in fast allen größeren Städten gibt.

Erfahrene und in der Behandlung des Klimakteriums besonders kundige Endokrinologen gibt es zur Zeit an den Universitäts-Frauenkliniken in Berlin, Düsseldorf, Essen, Erlangen, Frankfurt, Freiburg, Halle, Heidelberg, Jena, Münster, Tübingen und Ulm, in Österreich in Graz und Wien, in der Schweiz in Basel, Bern und Zürich. (Siehe auch im Anhang Seite 242.)

Welche Fragen wird Ihnen der Frauenarzt stellen?

Es ist für den Ablauf und das Ergebnis des Arztbesuches von Bedeutung, daß Sie ungefähr wissen, was Sie vermutlich gefragt werden, damit Sie die Antworten bereit haben und möglichst genau geben können. Je besser Sie vorbereitet sind, desto besser kann danach vom Arzt die Diagnose gestellt und eine gezielte, individuelle Behandlung geplant werden. Daher folgt hier ein Katalog derjenigen Fragen, die Ihnen vermutlich gestellt werden.

Alter, Beruf, Anschrift und Kostenträger ersieht der Arzt aus der Karteikarte, die ihm die Sprechstundenhilfe angelegt hat.

Die erste Frage des Arztes wird den Beschwerden gelten, die Sie zu ihm geführt haben. Wenn Sie dem Arzt Ihre Beschwerden, beispielsweise die Symptome der Wechseljahre, genannt haben, wird er nach weiteren Beschwerden fragen, wie sie in der Tabelle auf Seite 103 angegeben sind und nach den Monatsblutungen. Er wird wissen wollen, wie stark die Symptome sind, wie lange sie bestehen und ob sie sich in letzter Zeit verändert haben, das heißt, ob sie zu- oder abgenommen oder einen anderen Charakter angenommen haben. Die Antworten erlauben es, die Diagnose Wechseljahre abzusichern und ein erstes Behandlungsschema zu planen. Man wird Sie ferner fragen, ob Sie bereits wegen Wechseljahrsbeschwerden behandelt wurden und mit welchen Präparaten und in welcher Dosierung. Falls Sie das nicht auswendig wissen, schreiben Sie es sich unbedingt auf, damit Ihnen nicht erneut das gleiche, vielleicht für Sie nicht optimal geeignete Präparat, verschrieben wird.

Entscheidend für die Auswahl der geeigneten Östrogen-Gestagenzusammensetzung ist die Frage, ob Sie noch Blutungen haben oder nicht. Sind noch Blutungen vorhanden und sind diese unregelmäßig, so wird man Ihnen ein Präparat verordnen, das die Abstände der Blutungen und die Blutungsstärke normalisiert.

Der Arzt wird dann auch fragen müssen, ob Sie Empfängnisverhütung betreiben und ob Sie das auch jetzt noch für erforderlich halten, denn diese kann man in die Hormonbehandlung mit einbeziehen.

Bestehen keine Blutungen mehr, so kann man Ihnen ein Präparat verordnen, das keine Blutungen verursacht, beispielsweise das Östriol oder Östradiol-Gestagen-Kombinationen.

Wenn Sie Beschwerden im Unterleibsbereich angegeben haben, wird auch nach dem Sexualleben gefragt werden. Bitte zögern Sie nicht, auch diese Fragen rückhaltlos zu beantworten. Sie können für die Diagnose und Behandlungsplanung eine Rolle spielen. Es wird auch nach Ausfluß, Jucken und Brennen gefragt werden, schließlich danach, ob Wasserlassen und Stuhlgang ohne Beschwerden erfolgen.

Wenn Sie früher oder kürzlich erhobene ärztliche oder Laborbefunde haben oder solche von einer Ausschabung (feingeweblicher Befund = Histologie), einen Operationsbericht, Hormonwerte, Leberwerte oder einen Knochendichtebefund, so sollten Sie diese mitbringen, am besten als Kopien, die beim Arzt bleiben können. Der Arzt kann sich so ein viel genaueres Bild machen und erspart sich und Ihnen zeitraubende und kostenaufwendige Nachfragen oder Doppeluntersuchungen.

Für die Verordnung mancher Hormone ist die Befragung nach Leber- und Galleerkrankungen, Thrombosen und Embolien sowie nach Herzkrankheiten, Stoffwechselerkrankungen und Gewichtsverhalten von Bedeutung. Sie sollten alle Medikamente, die Sie einnehmen, angeben, da sich manche Medikamente und manche Hormone in ihrer Wirkung oder den Nebenwirkungen gegenseitig beeinflussen können.

Für die Beurteilung, ob Sie ein erhöhtes Krebsrisiko haben, ist die Frage nach Krebs und Stoffwechselstörungen in der Familie, nach Ihrem Alter bei Geburt des ersten Kindes, die Zahl Ihrer Entbindungen, die Stilldauer und die Frage nach Entzündungen und Geschlechtskrankheiten oder Geschwulsterkrankungen in der Vorgeschichte von Bedeutung (Siehe S. 103–106). Im gleichen Zusammenhang wird nach früheren Störungen im Abstand zwischen den Regelblutungen oder der Regelstärke und nach Amenorrhoen (längeres Ausbleiben der Blutungen) und nach Ausschabungen gefragt werden. Wenn Sie eine Zunahme der Behaarung vom männlichen Typ an sich bemerkt haben sollten, also an Oberlippe, Wangengegend, Hals, in der Gegend um die Brustwarzen, am Unterbauch sowie an Armen und Beinen, so sollten Sie das unbedingt angeben. Eine Hormonbestimmung wird dann angezeigt sein, und man kann Ihnen bei erhöhten Werten für männliche Hormone ein spezielles, gegen die unerwünschte Behaarung wirksames Präparat verordnen.

Am besten schreiben Sie sich alle wichtigen Punkte auf, aber vor allem das, was Sie fragen wollen, damit Sie nichts vergessen.

PATIENTINNEN-BEFRAGUNGSBOGEN »WECHSELJAHRE«

Name der Patientin: _____

Adresse: _____

_____

_____

Geburtsdatum: _____

Größe/Gewicht: _____cm _____kg

Anzahl der Schwangerschaften: _____

Wurde Ihre Gebärmutter entfernt? _____ja _____nein

Wenn ja, wann_____ wo_____

Sind bei Ihnen beide Eierstöcke entfernt worden? _____ja _____nein

Wenn ja, wann_____ wo_____

Wann hatten Sie Ihre letzte Menstruation? _____

Falls Sie noch Monatsblutungen haben,
bemerkten Sie kürzlich einige
Veränderungen in

– der Häufigkeit der Periode? _____ja _____nein

– der Dauer jeder Periode? _____ja _____nein

– der Stärke der Monatsblutung? _____ja _____nein

– dem öfteren Auftreten von Zwischenblutungen? _____ja _____nein

– dem Auftreten von Unterleibskrämpfen? _____ja _____nein

SYMPTOME IN DEN WECHSELJAHREN

Haben Sie Hitzewallungen oder Schweißausbrüche? _____ja _____nein

Falls ja, wie oft? pro Tag____ pro Woche____

Haben Ihre Hitzewallungen oder Schweißausbrüche

– zugenommen? _____ja _____nein

103

– oder abgenommen?	_____ ja	_____ nein

Fühlen Sie sich manchmal

– depressiv?	_____ ja	_____ nein
– gereizt?	_____ ja	_____ nein
– bekümmert/besorgt?	_____ ja	_____ nein
– unruhig/ängstlich?	_____ ja	_____ nein
– müde/lustlos?	_____ ja	_____ nein
Haben Sie Schlafstörungen?	_____ ja	_____ nein
Wachen Sie nachts mit Schweißausbrüchen auf?	_____ ja	_____ nein
Wie oft werden Sie pro Nacht wach?	_____ mal	_____ Stunden
Ist Ihre Haut trockener geworden?	_____ ja	_____ nein
Fühlen Sie sich manchmal ohne besondere Gründe traurig und mutlos?	_____ ja	_____ nein
Haben Sie öfter das Gefühl, daß Sie den Anstrengungen am Arbeitsplatz nicht mehr so gewachsen sind wie früher?	_____ ja	_____ nein
Haben Sie in letzter Zeit häufiger Eheprobleme?	_____ ja	_____ nein

SYMPTOME DER HARN- UND GESCHLECHTSORGANE

Haben Sie häufig oder wiederholte Vaginalinfektionen oder Vaginalentzündungen?	_____ ja	_____ nein
Haben Sie während des Geschlechtsverkehrs Schmerzen in der Scheide?	_____ ja	_____ nein
Haben Sie Schmerzen während des Wasserlassens?	_____ ja	_____ nein
Haben Sie eine Zunahme in der Häufigkeit des Wasserlassens bemerkt?	_____ ja	_____ nein
Haben Sie eine Zunahme im Drang des Wasserlassens bemerkt?	_____ ja	_____ nein
Haben Sie Phasen von unkontrolliertem Wasserlassen oder Harntröpfeln?	_____ ja	_____ nein

OSTEOPOROSE-(KNOCHENSCHWUND-)RISIKOFAKTOREN

Haben Sie an Gewicht verloren? —————— ja ————— nein

Wenn ja, wieviel? —————— kg

Leidet oder litt jemand Ihrer
engsten Verwandten an

– Abnahme der Körpergröße? —————— ja ————— nein

– gebrochener Hüfte? —————— ja ————— nein

– anderen Knochenbrüchen? —————— ja ————— nein

– Welchen? ————————————————

Falls ja, wie ist die Person mit
Ihnen verwandt? ————————————————

Treiben Sie Sport/Gymnastik etc.? —————— ja ————— nein

Wenn ja, welche Art von Sport/Gymnastik
betreiben Sie wie oft in der Woche? —————— pro Woche—— mal

Rauchen Sie? —————— ja ————— nein

Falls ja, wie viele Zigaretten pro Tag? —— Zigaretten

Trinken Sie mehr als 6 cl Alkohol
(ca. 5 Glas Bier) am Tag? —————— ja ————— nein

Wenn ja, wie oft in der Woche? —————— mal

Trinken Sie Kaffee? —————— ja ————— nein

Falls ja, wie viele Tassen pro Tag? —————— Tassen

Welchen Kaffee? —————— normal ————— koffeinfrei

Nehmen Sie regelmäßig folgende
Medikamente ein

– zur Anfallprophylaxe
(z. B. epileptischer Anfälle)? —————— ja ————— nein

– entzündungshemmende Medikamente? —————— ja ————— nein

– Schilddrüsenhormone? —————— ja ————— nein

– blutgerinnungshemmende Mittel? —————— ja ————— nein

Waren Sie gezwungen, eine längere
Zeit im Bett zu verbringen?

———————————— ja ———————————— nein

Halten Sie seit Monaten
eine strenge Diät ein?

———————————— ja ———————————— nein

Nehmen Sie größere Mengen
von Vitamin D ein?

———————————— ja ———————————— nein

Essen Sie pro Tag weniger
als zwei Mahlzeiten?

———————————— ja ———————————— nein

Nehmen Sie Milchprodukte wie
Milch, Käse, Joghurt zu sich?

———————————— ja ———————————— nein

Die gynäkologische Untersuchung

Die gynäkologische Untersuchung im Intimbereich wird von
manchen Frauen als unangenehm empfunden und erfordert
eine gewisse Überwindung. Jeder wird dafür Verständnis haben, und natürlich kennt der Frauenarzt das Problem. Nach
der Untersuchung werden Sie wahrscheinlich alles nicht so
schlimm finden. Bitte bedenken Sie, daß für die Stellung der
Diagnose sowie eine richtige und erfolgreiche Behandlung
die körperliche Befunderhebung unerläßlich ist. Der Frauenarzt muß den Befund Ihrer Unterleibsorgane und Brüste kennen, wenn er Sie beraten und beispielsweise ein Rezept über
Hormone ausstellen soll. Er muß Entzündungen, Anomalien
der Unterleibsorgane, insbesondere Muskelknoten der Gebärmutter (Myome), Endometrioseknoten, Eierstocksver-
größerungen (sogannte Zysten) und Knoten an der Brust, vor
allem aber krebsige Veränderungen ausschließen.

Die Untersuchung besteht in der Betrachtung der äußeren
Geschlechtsteile, in der Betrachtung der Einstellung von
Scheide und Muttermund mit einem Spiegel (Speculum) und
in der Entnahme eines Zellabstrichs von der Oberfläche des
Muttermunds und aus dem Halskanal der Gebärmutter mit
einem Watteträger. In diesem Abstrich kann man krebsver-
dächtige Zellen mit hoher Sicherheit nachweisen oder ausschließen. Außerdem kann an dem Scheidenabstrich die

Östrogenbildung der Eierstöcke beurteilt werden, wie sie am Zielorgan Scheide zur Auswirkung kommt. Ist die Oberfläche des Muttermundes (Portio) krankhaft verändert, so wird möglicherweise noch eine Betrachtung durch eine zwanzig- bis vierzigfach vergrößernde Optik (Kolposkop) und die Betupfung mit schwacher Essigsäure oder einer Jodlösung erforderlich sein, die die Art der Anomalie besser sichtbar macht. All diese Maßnahmen sind nicht schmerzhaft. Anschließend erfolgt die beidhändige Untersuchung des Unterleibs durch Abtasten von Größe und Lage der Gebärmutter und der Adnexe (Eileiter und Eierstöcke). Seit einigen Jahren wird bei der Untersuchung des Unterleibs eine Einführung des Fingers in den Enddarm dringend empfohlen, um zusätzlich krankhafte Veränderungen dieses Darmabschnitts auszuschließen. Außerdem ist bei kombinierter Untersuchung von Scheide und Darm her der Unterleibsbefund besser zu beurteilen.

Danach werden die Brüste abgetastet, um Knoten oder Einziehungen der Haut oder der Brustwarzen zu erkennen, und die Achselhöhlen werden auf das Vorhandensein vergrößerter Drüsen überprüft. Blutdruckmessung und Urinuntersuchung gehören zur Routinevorsorge. Der Arzt wird, je nach Vorgeschichte oder Befund, noch eine Ultraschalluntersuchung des Unterleibs, eine Blutsenkung, eine Hormonbestimmung, erforderlichenfalls eine Mammographie mit zusätzlicher Ultraschalluntersuchung oder eine Knochendichtebestimmung empfehlen.

Der Untersuchungsbefund wird Ihnen sofort mitgeteilt. Der Abstrich wird meist eingeschickt. Dieser Befund liegt nach etwa einer Woche vor, ebenso der Hormonbefund. Die Blutsenkung dauert in der gegenwärtig gebräuchlichen Schnellform nur wenige Minuten. Röntgen- und Ultraschallbefunde werden Ihnen unmittelbar erklärt. Nach der Untersuchung erfolgt die vorläufige Besprechung der Befunde. Etwa eine Woche später ist die abschließende Erörterung möglich.

Soll man Wechseljahrsbeschwerden überhaupt mit Östrogenen behandeln?

Die Entscheidung, ob das geschehen soll, liegt alleine bei Ihnen. Sie wird von Ihrer Einstellung zu Medikamenten, von Ihrer Widerstandskraft gegen Beschwerden und schließlich auch von der Stärke und Art der Symptome abhängen. Hartnäckige Schlafstörungen, schwere depressive Verstimmungen oder unerträgliches Jucken und Brennen im Unterleibsbereich lassen sich weder durch starken Willen noch durch Entspannungsmethoden beseitigen. Dagegen hilft nur eine Behandlung der Ursache, und die Ursache ist bei den genannten Wechseljahrsbeschwerden der Östrogenmangel (siehe S. 109). Es wäre unsinnig und nutzlos, solche Beschwerden, die das Befinden, die Leistungsfähigkeit und die allgemeine Lebensqualität beeinträchtigen, aushalten zu wollen. Die dafür aufgewendeten Energien sind verloren und könnten für nützlichere Aktivitäten eingesetzt werden. Leiden zu ertragen stärkt auch nicht den Charakter oder die geistige und seelische Entwicklung, wie oft behauptet wird, sondern es verengt, es schränkt die Lebensfreude und die Freiheit der Daseinsgestaltung ein.

Die Verabreichung der fehlenden Hormone folgt einem allgemeingültigen Grundsatz der Medizin: Bei Unterfunktion oder Fehlen einer hormonbildenden Drüse wird ihr Hormon von außen zugeführt, um die durch den Mangel bedingten Ausfallserscheinungen zu beheben. Dieses Vorgehen ist beispielsweise bei Unterfunktion der Schilddrüse oder der Bauchspeicheldrüse (Zuckerkrankheit) sehr erfolgreich. Man hält dieses Vorgehen in den genannten Fällen für selbstverständlich. Warum sollte es für die fehlenden Östrogene nicht gelten, zumindest dann, wenn die Ausfallerscheinungen Krankheitswert erreichen oder wenn die nachteiligen Folgen offenbar werden?

Die Behandlung ist einfach, unmittelbar wirksam, überprüfbar und bei richtiger Verordnung und anweisungsgerechter Einnahme fast immer ohne unerwünschte Nebenwirkungen. Ich denke, Sie sollten sich der Entscheidung »Östrogene – ja oder nein?« ohne unnötige Ängste und ohne Vorurteile

Zusammenfassung der Folgen des Östrogenmangels im Körper der Frau in und nach der Menopause

Bei einem langzeitigen Mangel an Östrogenen können die folgenden Beschwerden und organischen Folgeerscheinungen auftreten:

Nerven:
Hitzewallungen
Schweißausbrüche
Nervosität
Schlaflosigkeit

Gemüt:
Ängste
Depression
Apathie
Entschlußlosigkeit

Geist:
Konzentrationsmangel
Gedächtnisverlust

Genitale :
Trockenheit
Atrophie
Entzündung
Jucken, Brennen
Schmerzen
Verletzlichkeit

Harnwege:
Atrophie
Urinverlust
Entzündung
Schmerzen

Brust:
Rückbildung

Haut:
Atrophie
Austrocknung
Elastizitätsverlust
Minderdurchblutung

Schleimhäute:
Atrophie
Austrocknung
Empfindlichkeit

Muskeln:
Nachlassen der Spannkraft

Knochen:
Entkalkung
Knochenbrüche

Fettstoffwechsel:
Cholesterinanstieg
Arteriosklerosegefährdung

Herz:
Herzinfarktrisiko

Gehirn:
Schlaganfallrisiko
Alzheimer-Erkrankung

Stoffwechsel:
Zuckerkrankheit
Altersdiabetes-Risiko

Wasserhaushalt:
Austrocknung

Salz-Mineralstoffwechsel:
Natrium-Kalium-
Verteilungsstörung

Blutdruck:
Anstieg
Minderdurchblutung

Die Vielzahl der Folgen des Östrogenmangels auf fast alle Funktionen des Körpers und die sie ausgleichende günstige Wirkung der Östrogene liefern überzeugende Argumente für eine langzeitige Einnahme von Östrogen und Gestagen nach der Menopause.

mit einer positiven Einstellung nähern. Um Ihnen die dazu nötigen Kenntnisse für die Entscheidung zu vermitteln, wurde dieses Buch geschrieben.

Ist eine langzeitige vorbeugende Einnahme von Östrogenen zu empfehlen?

Östrogenmangel führt zunächst nur zu leichten, wenn auch unangenehmen Beschwerden, die aber meist in den nächsten Monaten und Jahren an Stärke zunehmen. Hält der Mangelzustand länger an, so treten organische Veränderungen im Bereich der Blase und Unterleib auf; die Gefährdung für Herzinfarkt, Schlaganfall und für Knochenbrüche durch Osteoporose steigt erheblich an. Ob Sie, liebe Leserin, zu den gefährdeten Personen gehören, die unbedingt Östrogene benötigen, oder ob das nicht der Fall ist, wird der Arzt aus den Risikofaktoren Ihrer Familiengeschichte, Ihrer eigenen Vorgeschichte und aus dem Befund zu ermitteln suchen (siehe S. 72 und 77 oben). Sind Sie Träger eines oder mehrerer Gefährdungshinweise, so wird man Ihnen wahrscheinlich eine Langzeitverabfolgung von Östrogenen empfehlen, um diese Gefährdung soweit wie möglich zu mindern, natürlich nur, falls sonst nichts dagegen spricht. Im Falle einer Gefährdung durch langzeitigen Östrogenmangel sollten Sie sich ernstlich überlegen, ob Sie dem Rat Ihres Arztes nicht folgen sollten, denn Sie könnten sich dadurch sehr wahrscheinlich unnötige, verhütbare Erkrankungen, Angst, Schmerzen und leidvolle Erfahrungen ersparen. Bedenken Sie, was es bedeutet, wenn die lästigen Blasenbeschwerden vermieden, wenn Knochenbrüche durch Osteoporose völlig verhütet werden, wenn Herzinfarkt und Schlaganfall in ihrer Häufigkeit um die Hälfte gemindert werden und damit vorzeitige Invalidität und Pflegebedürftigkeit nicht eintreten.

Wenn Sie sich nicht oder schwer entschließen können oder meinen, noch nicht genügend Information zu haben, so bitten Sie Ihren Arzt um einen weiteren Gesprächstermin oder, wenn er sich nicht zuständig fühlen sollte, um den Nachweis von Literatur zum Thema oder um die Weiterüberweisung an einen sachverständigeren Kollegen.

Häufigkeit atrophischer Erscheinungen an den weiblichen Genitalorganen und den Brüsten in Postmenopause und Senium

Lauritzen und Müller, Ulm 1977

Organ	Alter Jahre	Häufigkeit Prozent
Rückbildung der Schamlippen	55–60	17
	61–65	51
	> 65	70
Scheidenschrumpfung	55–60	35
	61–65	62
	> 65	85
Scheidensenkung	55–60	18
	61–65	38
	> 65	47
Rückbildung der Brust	55–60	25
	61–65	42
	> 65	50

Die Indikationen zur Hormonbehandlung. Risikofaktoren

Für jede Hormonbehandlung benötigt man eine Indikation, also den Nachweis einer Behandlungsnotwendigkeit.

Man kann nicht ohne weiteres alle Frauen über 50 Jahre

mit Östrogenen versorgen. Dies ist sowieso in manchen Fällen unnötig oder nicht angezeigt und wird auch nicht von jeder Frau gewünscht. Man hat daher versucht, Listen mit sogenannten Risikofaktoren zusammenzustellen, aus denen hervorgeht, wer beispielsweise für die Entwicklung einer Arterienverkalkung, eines Herzinfarkts, eines Schlaganfalls oder einer Osteoporose im Laufe des Lebens gefährdet ist. Solchen Frauen würde man eine Langzeit-Substitution mit Östrogenen dringend empfehlen (siehe unten).

Die Ermittlung der Risikofaktoren gibt zugegebenermaßen zwar keine hundertprozentige, aber doch eine hohe Sicherheit. Sie ist eine annehmbare Grundlage für eine Behandlungsempfehlung, wenn man die Familiengeschichte, die Vorgeschichte der Patientin und den erhobenen körperlichen und den Laborbefund zusammen bewertet.

Die medizinische Forschung arbeitet zur Zeit hart daran, die Kriterien für eine Behandlungsindikation weiter zu vervollkommnen, beispielsweise durch Verbesserung der Knochendichtemessung, durch biochemische Risikoanzeiger oder durch die Untersuchung genetischer, also im Erbgut gelegener Faktoren. Ein Verfahren zum »Massen-Screening«, das

Dringliche Gründe für die Einnahme von Östrogenen in den Wechseljahren

Empfehlung der Deutschen Gesellschaft für Endokrinologie, 1988

– Vorzeitiges Erlöschen der Eierstocksfunktion oder vorzeitige Entfernung der Eierstöcke

– Osteoporose zum Zeitpunkt der Beratung

– Rückbildungserscheinungen im Bereich Blase, Harnröhre und Unterleib, insbesondere bei dadurch bedingten akuten oder chronischen Beschwerden

– depressive Verstimmung in den Wechseljahren

– sehr starke, die Lebensqualität mindernde Wechseljahrsbeschwerden heißt zur Durchmusterung aller Frauen auf Risiko, das gleichermaßen sicher und bezahlbar wäre, gibt es zur Zeit noch nicht. Bis ein solches erarbeitet ist, muß man sich auf das Kriterium der hohen Wahrscheinlichkeit einer Gefährdung verlassen.

Wer sollte Hormone erhalten?

Hormone werden natürlich nur diejenigen Frauen erhalten, die den Arzt aufsuchen, denn Hormone sind rezeptpflichtig. Im allgemeinen geht man nur zum Arzt, wenn man starke Beschwerden hat, gegen die eine Behandlung gewünscht wird; oder es geschieht anläßlich einer Vorsorgeuntersuchung bei der Beratung, daß der Frau eine Östrogenbehandlung empfohlen wird. Zunehmend häufiger kommen jedoch neuerdings auch Frauen, bei denen eine Osteoporose festgestellt wurde, zur Östrogensubstitution oder Frauen, die auf keinen Fall das Schicksal ihrer Mutter erleiden möchten, die eine schwere Osteoporose mit all ihren Folgen erlitten hat. Viele vorausschauende Patientinnen wünschen also eine Beratung über die Möglichkeiten einer Vorbeugung und Behandlung der Osteoporose.

Die Experten sind sich darin einig, daß jede Frau mit starken Beschwerden in den Wechseljahren behandelt werden sollte, wenn diese Beschwerden auf Östrogenmangel beruhen. Ist dies der Fall, so können die Symptome durch Östrogenzufuhr mit Sicherheit beseitigt werden. Östrogene sollte zudem jede Frau erhalten, bei der ein gesteigertes Risiko für Osteoporose oder für Herzinfarkt und Schlaganfall vorliegt, insbesondere wenn solche Fälle in der Familie vorgekommen sind.

Ich bin nicht der Meinung, daß jede Frau Östrogene erhalten soll, und ich würde niemanden zu überreden versuchen, der Östrogene nicht einnehmen will. Ich bin aber bei den enormen Vorteilen der Östrogensubstitution der Auffassung, daß jede Frau im klimakterischen Alter ein Recht darauf hat, alle vorhandene Information zum Thema Wechseljahre zu erhalten, damit sie dann aus der Kenntnis der Tatsachen heraus frei entscheiden kann, ob sie Östrogene einnehmen möchte oder nicht.

Voraussetzung für eine Behandlung ist selbstverständlich, daß die Patientin – nach ausführlicher Aufklärung – der Behandlung vorbehaltlos zustimmt und daß keine Gegenanzeigen (Kontraindikationen, siehe S. 119) gegen eine Östrogenbehandlung bestehen.

Was denken die Frauen selbst über die Hormoneinnahme?

Bei den Fachleuten besteht Einigkeit darüber, daß Frauen nach der Menopause bei stärkeren Beschwerden Hormone erhalten sollten oder mindestens das Angebot einer Hormonbehandlung nach eingehender Beratung.

Doch wie denken Frauen selbst über die Einnahme von Östrogenen und Gestagenen? Wieviel wissen sie darüber und welche Vorbehalte haben sie dagegen?

Zu dieser Frage gibt es zahlreiche aktuelle Untersuchungen, die man folgendermaßen zusammenfassen kann:

Das Interesse von Frauen im Alter ab 40 an Hormonen ist überraschend groß. Etwa 60 Prozent der Frauen haben von der Östrogensubstitution gehört und würden gerne mehr darüber wissen. Über 50 Prozent der Befragten wissen um die Bedeutung der Osteoporose und kennen aus der Verwandtschaft beklagenswerte Krankheitsfälle. 50 Prozent der Frauen würden Östrogene nehmen, wenn der Arzt ihnen das empfehlen würde. Tatsächlich erhalten aber nur 28 Prozent der Frauen in den Wechseljahren Östrogene. 30 Prozent der Frauen mit Wechseljahrsbeschwerden erhalten leider unnötigerweise Beruhigungsmittel oder andere Medikamente. Diese Tatsachen zeigen, daß sowohl bei Ärzten als auch bei den betroffenen Frauen noch viel Aufklärungsarbeit zu leisten ist.

Am meisten fühlen sich die Frauen durch Hitzewallungen und Schweißausbrüche, durch Müdigkeit oder Ermüdbarkeit,

Niedergeschlagenheit, Leistungsminderung, Kopfschmerzen und Migräne sowie durch nachlassende Libido beeinträchtigt. Nur rund ein Drittel dieser Frauen suchte aber deswegen einen Arzt auf. Es sind Frauen mit sehr starken Beschwerden und solche, die ohnehin öfter in die ärztliche Sprechstunde kommen.

Was erwarten die Patientinnen von der Behandlung?

Im Vordergrund der Wünsche steht die Verhütung der Osteoporose und die Beseitigung von quälenden und zu Lebensüberdruß führenden Depressionen, ferner folgt die Beunruhigung über Müdigkeit, Kraft- und Entschlußlosigkeit, schließlich die Trockenheit der Scheide mit Schwierigkeiten beim Geschlechtsverkehr. An letzter Stelle stehen, obwohl am häufigsten vorkommend, die Hitzewallungen.

Mehr als die Hälfte der Befragten befürchtet mögliche Nebenwirkungen der Hormone. Im Vordergrund steht die Angst vor Krebs (siehe S. 192), vor Thrombose (siehe S. 190) und vor einer Gewichtszunahme (siehe S. 184). Dabei wird fälschlicherweise von Berichten über die empfängnisverhütende Pille ausgegangen, die mit der Substitution natürlicher Hormone in den Wechseljahren aber gar nicht verglichen werden kann. Entgegen der Meinung der meisten Ärzte hält nur ein Fünftel der Frauen das Fortbestehen der Menstruation durch Hormoneinnahme für einen Nachteil. Die meisten Frauen, die schon seit Jahren nicht mehr bluten, möchten jedoch die Blutungen nicht wieder haben.

Die größte Sorge der Frau ist es, krank zu werden, nicht mehr arbeits- oder leistungsfähig zu sein, nicht mehr für die Familie sorgen oder nicht einmal für sich selbst aufkommen zu können, also von fremder Hilfe abhängig zu sein. Wichtig ist den Frauen die Bewahrung eines guten Verhältnisses zum Partner und die Intaktheit der Familie, danach ein weiterhin jugendliches Aussehen und die Befreiung von allerlei derzeit bestehenden Beschwerden.

Wann ist eine Östrogenbehandlung unbedingt erforderlich?

Es gibt ohne Zweifel Fälle, in denen man einer Frau in den Wechseljahren Östrogene dringend empfehlen muß und sie ihr auf keinen Fall vorenthalten sollte. Das sind:

– sehr starke klimakterische Beschwerden, insbesondere mit erheblichen depressiven Verstimmungen und Schlafstörungen
– sehr starke Beschwerden an Harnröhre, Blase und Scheide, die durch Östrogenmangel bedingt sind,
– eine beginnende oder bestehende behandlungsbedürftige Osteoporose.

Aus welchen Gründen setzen manche Frauen die Östrogeneinnahme ab?

Diese Frage ist deshalb von besonderer praktischer Bedeutung, weil mit der regelmäßigen Einnahme die Behandlung im Ganzen steht und fällt. Für die Wirksamkeit gegen Osteoporose ist eine langzeitige ununterbrochene Einnahme die Voraussetzung des vorbeugenden Effekts. Die Zuverlässigkeit der Patienten bei der Einnahme verordneter Medikamente beziehungsweise bei der Befolgung ärztlicher Anweisungen wird auch mit dem Ausdruck »Compliance« bezeichnet. Die Compliance-Forschung beantwortet also die Frage: Wie viele Patientinnen nehmen nach einer bestimmten Zeit, zum Beispiel nach einem, drei oder zehn Jahren das ihnen vom Arzt verordnete Medikament noch ein, oder welcher Prozentsatz der Patientinnen hat zu diesen Zeitpunkten das Mittel dann bereits abgesetzt? Das Ergebnis solcher Untersuchungen ist verständlicherweise im positiven Sinne abhängig von der Stärke der Beschwerden, vom Erfolg der Behandlung, von den Nebenwirkungen, also von der Motivation der Patientin zur Einnahme, von ihrer Intelligenz sowie von der Güte der begleitenden ärztlichen Betreuung. Natürlich sind auch äußere Einflüsse mitbestimmend.

Von Ärzten angegebene Gründe, warum Frauen in den Wechseljahren die Substitution mit Östrogenen-Gestagenen zum Zwecke der Osteoporoseverhütung ablehnen.

Ergebnisse einer Befragung der International Health Foundation Brüssel, 1995

	Frankreich	UK	Deutschland
Möchte nicht wieder bluten	86	64	86
Bedenken gegen Hormone	96	75	95
Angst vor Krebserzeugung	95	76	86
Einnahme zu langwierig	86	69	88
Zu häufige Arztbesuche	86	39	78
Altern kann doch nicht verhindert werden	75	58	87
Geschätzter Prozentsatz von Frauen, die lange genug in Behandlung bleiben würden, um die Osteoporose verhüten zu können:	38	40	50

Die Östrogene betreffend, sagen solche Untersuchungen aus, daß nach einem Jahre noch etwa 70 Prozent der Frauen die verordneten Hormone weiter einnahmen. Nach drei Jahren sind es knapp 60 Prozent, nach fünf Jahren 50 Prozent, nach zehn Jahren 30 Prozent. Es gibt aber auch wesentlich ungünstigere Angaben.

Und warum setzen die Patientinnen die Hormone ab? Befragungen haben ergeben, daß die folgenden Gründe vorherrschen:

Die Gründe für das Absetzen der Behandlung unterscheiden sich naturgemäß am Anfang der Behandlung von denen, die nach einigen Jahren der Einnahme angegeben werden. So herrschen beispielsweise am Anfang Brustbeschwerden, Gewichtszunahme und Blutungsstörungen vor. Später werden die Östrogene meist wegen Beschwerdefreiheit abgesetzt.

Die obengenannten Gründe für das Ausscheiden aus der Behandlung geben wichtige Hinweise darauf, an welchen Stellen die Betreuung durch den behandelnden Arzt noch besser werden muß. Unregelmäßige Blutungen, Brustspannung und Gewichtszunahme lassen sich beispielsweise durch Anpassung der Dosen meist rasch beseitigen. Nicht wenige Patientinnen setzen leider die Präparate bei leicht zu behebenden Problemen selbständig ab, ohne ihren Arzt zu befragen. Also: Bitte machen Sie diesen Fehler nicht. Wenn Sie ein Problem haben sollten, rufen Sie an oder lassen Sie sich einen Termin geben; und bitte glauben Sie nicht alles, was vielleicht an Negativem in Zeitungen und Zeitschriften steht. Sprechen Sie auch darüber mit dem Fachmann oder der Fachfrau.

Wem und wann darf man keine Östrogene geben?

Der Arzt spricht von Kontraindikationen, also von Gründen, warum man lieber auf die Verordnung von Östrogenen verzichten sollte, weil die Patientin durch die Behandlung vielleicht gefährdet werden könnte oder weil Nachteile die Vorteile überwiegen. Schaut man sich die Liste der Kontraindikationen in älteren Veröffentlichungen an, so war diese ziemlich lang. Sie wurde offenbar von den Kontraindikationen gegen die empfängnisverhütende Pille abgeschrieben.

Im Jahre 1988 hat eine Expertenkommission der Deutschen Gesellschaft für Endokrinologie (Hormonforschung) diese Liste kritisch überprüft und fast alle Kontraindikationen gestrichen. Dies war möglich aufgrund der inzwischen in über 50 Jahren gesammelten Erfahrungen mit der Östrogen-Gestagen-Substitution in den Wechseljahren. Die folgenden Kontraindikationen sind übrig geblieben:

SCHWERE LEBERERKRANKUNGEN,

bei denen auch andere Medikamente nicht oder nur mit äußerster Zurückhaltung eingenommen werden können.
Kommentar: Diese Einschränkung ist heute, 6 Jahre später,

118

überholt, da es jetzt Präparate gibt, mit denen man den ersten Leberdurchlauf (wie er bei Einnahme von Tabletten erfolgt) umgehen kann, nämlich die Östrogen-Pflaster und das Östrogen-Gel zur Verabfolgung über die Haut. Diese werden beide direkt durch die Haut in das Blut aufgenommen.

Wann sollten Östrogene nicht eingenommen werden? (Kontraindikationen)	
Erkrankung	Möglicher Ausweg falls Östrogenbehandlung dringlich
Sehr schwere Leberschäden	Pflaster, Spritzen oder örtliche Behandlung mit Salbe oder Scheidenzäpfchen. Niedrige Hormondosen
Gerinnselbildung in einer Vene (Thrombose)	Pflaster, Spritzen, Salbe, Zäpfchen. Ein halbes Jahr nach Thrombose jede Art der Hormonbehandlung wieder möglich. Niedrige Dosen
Brustkrebs	Östrogenbehandlung bei Frauen möglich, bei denen keine Östrogenempfängerzellen (Rezeptoren) nachgewiesen wurden. Wenn nach 5 Jahren kein Rückfall der Erkrankung (rezidiv), Einnahme von Östrogenen wieder möglich, wenn dringend angezeigt. Zusatz von Gestagenen empfehlenswert

Keine Kontraindikation besteht bei Gebärmutterhalskrebs, Eierstockskrebs sowie Krebs der Scheide, der äußeren Geschlechtsorgane und der Eileiter.
Auch erhöhter Blutdruck, erhöhte Blutfette, Arterienverkalkung, Herzkranzgefäßerkrankungen, Schlaganfall, Zuckerkrankheit und Krampfadern stellen keine Kontraindikationen dar. Der Arzt wird aber besondere Überlegungen über die Höhe der Dosis, die Art der Östrogenverabfolgung, begleitende Behandlungsmaßnahmen, die Überwachung und über die Zusammenarbeit mit anderen behandelnden Ärzten anstellen.

BRUSTKREBS (Mammakarzinom)

Kommentar: Ausnahmen sind nach Meinung der Experten aber möglich, und zwar bei Patientinnen mit Brustkrebs, die keine östrogenempfindlichen Empfänger-Zellen aufweisen (Östrogen- und Progesteron-Rezeptor negativ). In allen anderen Fällen können Gestagene gegeben werden. Meist verordnet der Arzt das Tamoxifen, ein sogenanntes Antiöstrogen mit schwachen Östrogenwirkungen, das den Krankheitsverlauf und die Heilungsaussichten beim Brustkrebs deutlich verbessert.

Entgegen früheren Befürchtungen wirkt dieses Antiöstrogen nicht nachteilig, sondern verhütet, ebenso wie natürliche Östrogene, die Osteoporose und mindert die Häufigkeit des Herzinfarkts. Es ist eigentlich nach dem Abklingen der anfänglichen Nebenwirkungen (Hitzewallungen) auch zur Behandlung der Begleiterscheinungen und der Folgen der Wechseljahre geeignet.

Inzwischen konnte durch kontrollierte Östrogen-Gestagen-Substitutionen nach behandelten rezeptor-negativen Brustkrebsen nachgewiesen werden, daß eine Hormonzufuhr in solchen Fällen tatsächlich keine Nachteile mit sich bringt.

Fünf Jahre nach Behandlungsbeginn der Krebserkrankung ist die normale Zufuhr von Östrogenen-Gestagenen wieder erlaubt.

Bei hoher Gefährdung für Brustkrebs wird der Arzt die Behandlungsanzeige streng stellen, nicht zu hohe Dosen geben und bei der regelmäßigen Vorsorgeuntersuchung über die Weiterbehandlung entscheiden.

ENDOMETRIUMSKARZINOM (Gebärmutterkörperkrebs)

Kommentar: Diese Kontraindikation gilt nach neueren Untersuchungsergebnissen aus den USA und eigenen kürzlich veröffentlichten Behandlungserfahrungen nicht mehr. Es konnte festgestellt werden, daß Östrogen-Gestagen-Gaben nach einem behandelten Endometriumskarzinom keine nachteiligen Wirkungen auf die Heilungsrate und die rück-

120

fallfreie Überlebenszeit ausübt, sondern beide sogar günstig beeinflußt.

EIERSTOCKKREBS

Kommentar: Ähnlich günstige Ergebnisse wurden bei der Östrogen-Gestagen-Einnahme nach einem behandelten Eierstockkrebs beobachtet.

GALLENBLASEN- UND BAUCHSPEICHELDRÜSEN-ERKRANKUNGEN

Kommentar: Die langzeitige Einnahme der empfängnisverhütenden Pille bewirkt eine Zunahme von Gallenblasenerkrankungen (Entzündungen und Steinbildung) und von Entzündungen der Bauchspeicheldrüse (Pankreas) um das Zweifache. Dies ist bei der Einnahme von natürlichen Östrogenen-Gestagenen nicht der Fall. Unsere eigenen Untersuchungen an 1400 Patientinnen unter Östrogensubstitution im Vergleich zu entsprechenden unbehandelten Kontrollfällen in gleicher Anzahl über 22 Jahre zeigen keine Zunahme des Risikos, an Gallenblasen- oder Pankreasleiden zu erkranken. Diesbezügliche Befürchtungen sind daher gegenstandslos.
Haematoporphyrie.
Kommentar: Bei dieser seltenen Störung der Bildung des roten Blutfarbstoffs werden zahlreiche Medikamente und auch Hormone nicht vertragen.

AKUTE THROMBO-EMBOLIE

Die Bildung eines Blutgerinnsels (Thrombose) in einer Vene (Blutader) der Beine oder des Beckens, das sich losreißt und auf dem Blutwege in die Lunge verschleppt wird (Embolie), gilt als Kontraindikation gegen Östrogene. Ein halbes Jahr nach einer Thrombo-Embolie ist allerdings eine Östrogen-Gestagen-Einnahme wieder erlaubt.
Kommentar: Meines Erachtens fällt diese Kontraindikation inzwischen deshalb fort, weil es jetzt möglich ist, durch Verab-

folgung von Östrogenen über die Haut so zu behandeln, daß die Leber umgangen wird und daher keinerlei nachteiliger Einfluß auf die Blutgerinnung ausgeübt wird. Der Arzt wird also nach einer Thrombo-Embolie der Patientin, die Östrogene dringend benötigt, vorsichtshalber nicht zu hohe Dosen Östrogene als Pflaster oder als Einreibe-Gel verordnen.

Andere, früher gültige Kontraindikationen wie: erhöhter Blutdruck (Hypertonie), Thromboseneigung, Gerinnungsstörungen, Krampfadern, Gallenblasenentzündung (Cholezystitis) und Bauchspeicheldrüsenentzündung (Pankreatitis), ferner Zuckerkrankheit (Diabetes), Innenohrschwerhörigkeit (Otosklerose) und einige bösartige Geschwülste (Sarkome, Melanome) gelten heute nicht mehr als unbedingte Kontraindikationen, da inzwischen neue Erkenntnisse und Erfahrungen vorliegen.

Es muß darauf hingewiesen werden, daß diese Erkenntnisse neueren Datums sind und daß sie daher größtenteils noch nicht den Weg in die Beipackzettel der Östrogenpräparate und in die Lehrbücher gefunden haben und daß daher auch noch nicht alle Ärzte diese neuen Tatsachen kennen.

Die Entscheidung über die wichtige Frage, ob bei bestehendem Risiko eine Behandlung dennoch erfolgen kann, muß selbstverständlich immer unter Berücksichtigung aller im Einzelfall vorliegenden Faktoren erfolgen. Der Arzt muß mit der Patientin zusammen Nutzen der Behandlung und mögliches Risiko gegeneinander abwägen. Er wird sich, falls erforderlich, auch mit den anderen behandelnden Ärzten in Verbindung setzen und eine das Risiko absichernde Betreuung oder Zusatzbehandlung vereinbaren.

Der Arzt kann nur verantwortungsbewußt beraten. Dabei wird von Bedeutung sein, wie stark die klimakterischen Beschwerden sind und wie hoch das Risiko für Herz- und Kreislauferkrankungen und Osteoporose ist. Nach Kenntnis aller Gesichtspunkte muß die Betroffene selbst entscheiden, ob sie eine Hormonbehandlung wünscht oder ob sie lieber darauf verzichten möchte.

ICH HABE MYOME, ENDOMETRIOSE, MASTOPATHIE. KANN ICH TROTZDEM ÖSTROGENE BEKOMMEN?

Alle drei Krankheitsbilder, die Muskelknoten der Gebärmutter, das Aufwuchern von Gebärmutterschleimhaut in den Eileitern oder im Bauchraum und schließlich die Knotenbildung und Schmerzhaftigkeit der Brust, hängen, wenigstens teilweise, mit einem Mangel an Gelbkörperhormon zusammen. Sie sind keine Kontraindikation gegen Östrogene, erfordern aber besondere Überlegungen. Ihr Arzt wird Ihnen bei Vorliegen dieser Störungen nur Gestagene geben (und zwar vom 14. bis 25. Tag des Zyklus), wenn Sie noch Blutungen haben, wenn der Östradiolwert im Blut noch ausreichend hoch ist und wenn dementsprechend keine starken Wechseljahrsbeschwerden bestehen. Sind die Wechseljahre schon da, so kann der Arzt durchaus Östrogene geben, aber am besten eine nicht zu hohe Dosis. Auf jeden Fall ist das Östrogen mit einem kräftigen Gestagen zu kombinieren, am besten während der gesamten Zeit der Östrogeneinnahme. Beide sollten am besten kontinuierlich, also ohne jede Pause, verabfolgt werden. Diese Empfehlung gilt bei Endometriose auch, wenn der Uterus fehlt. Das Gestagen wird das Wachstum der Myome hemmen; es wird die Endometriose zur Rückbildung bringen und dementsprechend die Beschwerden beseitigen.

Es wird auch die Mastopathie bessern. Bei der Mastopathie ist übrigens (allein oder zusätzlich) eine lokale Behandlung mit einer Progesteronsalbe möglich und erfolgreich, und bei Mastopathiebeschwerden mit Flüssigkeitsabsonderungen aus der Brust sollte der Arzt sich vergewissern, ob nicht der Wert für das Hypophysenhormon Prolaktin vielleicht erhöht ist. Diese Ursache einer Mastopathie muß jedenfalls ausgeschlossen werden. Mit Hormonen oder Medikamenten (die beispielsweise Prolaktinhemmer oder Agnus castus, Mönchspfeffer, enthalten), sollte man nur behandeln, wenn man sicher ist, daß die Brustveränderungen gutartig sind. Zusammenfassend ist zu sagen, daß sich die Östrogensubstitution durch den Gestagenzusatz mit einer Therapie von Myomen, Endometriose und Mastopathie durchaus verbinden läßt.

Jeder weiß, daß Rauchen sehr gesundheitsgefährdend ist. Es erhöht die Gefährdung für Lungen-, Blasen-, Magen- und Gebärmutterhalskrebs. Die Häufigkeit von Herzinfarkt und Osteoporose nimmt zu. Frauen, die stark rauchen, kommen eher in die Wechseljahre. Rauchen und die Einnahme der empfängnisverhütenden Pille vertragen sich nicht, da bei Frauen, die zehn Zigaretten und mehr pro Tag rauchen und die Pille nehmen, die Herz-Kreislaufkomplikationen der Pillen-Einnehmerinnen altersabhängig um das mehr als Zwanzigfache ansteigen. Der Arzt wird also einer starken Raucherin von der Verhütung mit der Pille abraten und ihr eine andere Methode empfehlen.

Anders ist es bei der Substitution mit natürlichen Östrogenen und Gestagenen in den Wechseljahren. Östrogensubstitutionen mit Östradiol oder konjugierten Östrogenen schützt, wie früher erwähnt, vor Herzinfarkt und senkt die *Erkrankungshäufigkeit* um etwa 50 Prozent. Darüber hinaus mindert es auch die *Sterblichkeit* an Herzinfarkt. Bei starken Raucherinnen geht dieser Schutz allerdings teilweise, also nicht völlig, verloren. Das Risiko steigt von *0,5 auf 0,8*, ist also noch immer kleiner als *1* (bei Nichtraucherinnen). Der Schutz ist also bei starken Raucherinnen, die Östrogene einnehmen, um etwa 30 Prozent geringer als bei Nichtraucherinnen. Sie erleiden aber nach der Statistik immer noch etwa 20 Prozent weniger Herzinfarkte als Frauen, die nicht rauchen und keine Östrogene nehmen. Bitte verstehen Sie diese Fakten aber nicht als Freibrief dafür, mit Erleichterung dennoch zur Zigarette zu greifen. Nutzen Sie den vollen Schutz, den die Östrogene Ihnen geben.

WANN SOLLTE MAN ÖSTROGENE ABSETZEN?

Ein triftiger Grund, Östrogene nicht mehr einzunehmen, tritt sehr selten ein. Dennoch setzen nicht wenige Frauen die Östrogene nach kurzer Zeit ab, weil sie Ängste haben oder durch das Lesen des Beipackzettels und unmaßgebliche Äußerungen anderer Personen verunsichert werden. Anfänglich können leichte Nebenwirkungen auftreten, wie Brustspannung und Wassereinlagerung (siehe »Nebenwirkungen« Seite 154 f.). In solchen Fällen sollte man das Präparat keineswegs absetzen, zumal diese Beschwerden meist rasch vorübergehen. Vielmehr wäre es richtig, den behandelnden Arzt sogleich anzurufen und um Rat zu bitten. Durch Heruntersetzen der Dosis oder Wechsel des Präparats sind die Beschwerden rasch zu beseitigen.

Man sollte aufhören, Östrogene einzunehmen, sobald sich Kontraindikationen einstellen (siehe Seite 119), also bei Gebärmutterblutungen ungeklärter Ursache, bei Entdeckung eines Gebärmutterhals- oder Gebärmutterkörperkrebses, bei Diagnose eines Brustkrebses, bei Auftreten von Gelbsucht oder von Leber-, Gallen-, Pankreas-(Bauchspeicheldrüsen-)erkrankungen, schließlich bei auffälligen Hauterscheinungen, wie wachsenden Pigmentflecken oder Entzündungen der Haut mit Unterleibsschmerzen (Verdacht auf Porphyrie).

All diese Erkrankungen müssen nichts mit der Östrogeneinnahme zu tun haben. Es handelt sich also bei der Empfehlung, die Hormone fortzulassen, eher um eine Vorsichtsmaßnahme, bis die Diagnose gesichert ist.

Vor Operationen muß eine Östrogen-Gestagen-Substitution nicht abgesetzt werden. Es empfiehlt sich aber häufig, sie aus praktischen Gründen fortzulassen, weil die Patientin vermutlich eine Menge anderer Medikamente bekommen wird und in den ersten Tagen nach der Operation auch noch nicht einnehmen soll. Eine kurze Pause in der Hormoneinnahme wird Ihnen nicht schaden. Fragen Sie Ihren Arzt, wann Sie wieder beginnen sollen, Hormone zu nehmen.

Sind diagnostische Untersuchungen erforderlich, beispielsweise der Schilddrüse, so sollte der Arzt über die Hormoneinnahme unterrichtet werden, da sonst eine Fehlbeurteilung der Befunde möglich ist.

In einigen wenigen Fällen wird die Wirkung der Östrogene durch andere Arzneimittel beeinträchtigt (z. B. durch Beruhigungsmittel).

In allen Zweifelsfällen ist deshalb der behandelnde Arzt zu befragen.

WANN SOLLTE MAN KEINE GESTAGENE EINNEHMEN?

Ihr Arzt wird Ihnen im allgemeinen keine Gestagene verordnen, wenn Ihnen die Gebärmutter entfernt wurde.

Einige Frauen vertragen manche Gestagene weniger gut als die Östrogene. Man hört immer wieder: »Wenn ich nur die Östrogene einnehme, geht es mir sehr gut. Wenn aber das Gestagen hinzukommt, fühle ich mich seelisch weniger positiv gestimmt, bin eher müde und habe geringere Lust zum Sex. In solchen Fällen wird Ihnen Ihr Arzt ein Östrogen geben, das keine Blutungen verursacht, so daß die Zugabe eines Gestagens entbehrlich ist; oder er verordnet Ihnen das Gestagen nur alle drei bis sechs Monate, um dann die Schleimhaut umzuwandeln und abbluten zu lassen. Auch die Ultraschalluntersuchung mit Messung der Höhe des Endometriums kann dem Arzt einen Anhalt dafür geben, wann Sie das Gestagen benötigen.

Wenn Sie gutartige Knoten in der Brust haben (Mastopathie) oder vermehrte Spannung im Brustgewebe unangenehm empfinden, so muß man dagegen nicht immer Gestagen-Tabletten einnehmen. Oft genügt es, die Brust mit einem Progesteron-Gel einzureiben, das durch die Haut in die Brustdrüse aufgenommen wird.

ZUSTÄNDE UND ERKRANKUNGEN, BEI DENEN BESONDERE ÄRZTLICHE ERWÄGUNGEN ANZUSTELLEN SIND

In manchen Fällen ist eine Östrogeneinnahme nicht unbedingt kontraindiziert. Besondere Überlegungen des Arztes zur Dosierung, zur Art der Verabfolgung und über den Zusatz von Gestagenen erscheinen aber vorsichtshalber angezeigt. Ich halte es für richtig, wenn auch die Patientin über diese Frage grob orientiert ist.

Bei *unregelmäßigen* Blutungen muß die Ursache der Blutung erst geklärt werden, ehe eine Hormonbehandlung durchgeführt werden kann. Durch eine vorgeschaltete Ultraschalluntersuchung kann man meist Muskelknoten, Polypen und Krebswucherungen weitgehend ausschließen. Im Zweifelsfall wird eine Ausschabung notwendig sein. Bei schweren Leberschäden beispielsweise ist es nicht empfehlenswert, zu hohe Hormondosen zu nehmen, sondern man sollte den ersten Leberdurchfluß der Hormone durch Zufuhr des Östrogens über die Haut umgehen. Bei bestimmten Störungen der Bildung des Blutfarbstoffs (Porphyrie) muß der Spezialarzt entscheiden, ob und wie Östrogene eingenommen werden können.

Früher galt der *Gebärmutterkörperkrebs* (Corpus- oder Endometriumkarzinom) als Kontraindikation gegen Östrogene. Neuere Untersuchungen haben aber gezeigt, daß eine Östrogenzufuhr nach behandeltem Endometriumskarzinom die Heilungschance und das Überleben sogar günstig beeinflussen. Der Zusatz eines Gestagens zum Östrogen ist dabei unbedingt zu empfehlen, da Gestagene zusätzlich am Endometrium krebshemmend wirken.

Das durch zu starke Sonnenbestrahlung geförderte maligne *Melanom* der Haut (Pigmentfleckenkrebs) stellt nur dann eine Kontraindikation gegen Östrogene dar, wenn die Geschwulst Östrogenrezeptoren enthält.

Da man gelegentlich in älteren Büchern und in den noch nicht geänderten Beipackzetteln falsche Angaben findet, soll an dieser Stelle verbindlich festgestellt werden, daß der erfolgreich behandelte Gebärmutterhalskrebs (Kollum- oder Zervixkarzinom), der Eierstockkrebs (Ovarialkarzinom) und der Scheidenkrebs (Vaginalkarzinom) keine Kontraindikationen gegen eine Östrogen-Gestagensubstitution darstellen. Auch erhöhter Blutdruck, Krampfadern, Zuckerkrankheit (Diabetes), Herzinfarkt, Schlaganfall und Hörstörungen (Otosklerose) sind nach den gesicherten modernen Erkenntnissen nicht mehr als Gegenanzeige gegen Östrogene-Gestagene zu betrachten.

VII.   Einwände

Aber Wechseljahre sind doch keine Krankheit!
Warum behandeln?

Natürlich sind Wechseljahre keine Krankheit. Sie sind der naturgegebene Übergang aus der Lebensmitte in das beginnende Alter. Dennoch können die Wechseljahrsbeschwerden in nicht wenigen Fällen so stark sein, daß sie Krankheitscharakter annehmen und daß ihre Beseitigung höchst erwünscht ist. Dies gilt beispielsweise für schwere Schlafstörungen, depressive Verstimmung und sehr unangenehme Beschwerden durch Östrogenmangel im Bereich des Unterleibs, der Harnröhre und der Blase. In solchen Fällen hat die Hormonbehandlung ihre volle Berechtigung. Diese Beschwerden zu ertragen wäre unsinnig, wo es so einfach ist, sie durch eine ursächliche Behandlung zu beseitigen.

Die Forschung der letzten Jahrzehnte hat ergeben, daß der langzeitige Östrogenmangel in und nach den Wechseljahren die direkte Ursache für einige echte Folgeerkrankungen ist, die nicht nur die Gesundheit, sondern auch das Leben der Frauen bedrohen. Die Statistiken zeigen, daß die Beseitigung des Östrogenmangels durch eine Östrogeneinnahme nicht nur die Häufigkeit von Herz-Kreislaufkrankheiten und von Knochenbrüchen, die durch Osteoporose bedingt sind, senkt, sondern auch die allgemeine Krebshäufigkeit und die allgemeine Sterblichkeit herabsetzt und so die Lebenserwartung steigert. Mit diesen Vorteilen ist gleichzeitig eine Verbesserung der geistigen Leistung und der Lebensqualität verbunden.

Die Wechseljahre sind also keine Krankheit, aber der Verlust eines so wichtigen Zell- und Stoffwechselhormons der Eierstöcke und die dadurch bedingte Störung des Gleichgewichts im gesamten Hormonsystem kann tatsächlich Ursache oder Miturschache schwerwiegender Erkrankungen im dritten Lebensabschnitt sein. Dies ist der Hauptgrund, warum man zumindest Frauen mit starken Beschwerden und eindeutig gefährdete Personen (diese auch vorbeugend) behandeln sollte.

Das Ergebnis der langzeitig vorbeugenden Verabfolgung von Östrogenen und Gestagenen wird also in vielen Fällen eine Verhinderung oder ein Hinausschieben von Krankheit und Invalidität und eine Lebensverlängerung bei guter Gesundheit sein.

Die Kritik: Das ist doch alles Chemie

Von einigen Frauen hört man bei der Erörterung einer Östrogenbehandlung in den Wechseljahren den Einwand: »Diese Hormone, das ist doch alles Chemie. Mit den Wechseljahren haben die Ärzte eine neue Krankheit erfunden, und die Industrie will auch nur daran verdienen.« Oft werden Östrogene unberechtigterweise mit schlecht verträglichen Medikamenten oder sogar mit Umweltgiften in einen Topf geworfen.

Man vergißt dabei, daß alles Leben Chemie ist: Biochemie. Östrogene, die in den Wechseljahren verabfolgt werden, sind *natürliche Östrogene* (z. B. konjugierte Östrogene); und das Östradiol, das die meisten Präparate enthalten, ist mit dem Östrogen, das die Eierstöcke bilden, absolut *identisch*. Es wird in der Behandlung nur genau das Hormon ersetzt, das fehlt und dessen Mangel die Beschwerden und Organstörungen verursacht. Insofern handelt es sich um eine natürliche, eine naturgemäße und ursächliche Behandlung. Östrogene und das Progesteron werden übrigens auch aus Pflanzen hergestellt.

Die Wechseljahre sind keine Krankheit, wie bereits an anderer Stelle ausgeführt wurde. Sie stellen aber doch häufig ein für die Frau sehr bedeutsames Problem dar. Die Tatsache, daß Wechseljahrsbeschwerden durch ihre Stärke Krankheitswert erlangen können und daß ein langzeitiger Östrogenmangel die Ursache schwerwiegender *Folgeerkrankungen* sein kann, ist das Ergebnis sorgfältiger Untersuchungen von unabhängigen Wissenschaftlern aus vielen Ländern. Die Entdeckung, daß alle Folgen durch eine langzeitige Östrogenzufuhr mit Sicherheit verhindert werden können, ist eine der bedeu-

129

tenden medizinischen Ergebnisse der Neuzeit und hat weitreichende positive Folgen für das Leben der Frauen im dritten Lebensabschnitt. Östrogene können helfen, ein schlim-
mes Schicksal zu verhindern, das man vielleicht ganz unnötig
erleiden würde.

Bei der geringeren Lebenserwartung der Frauen in früheren Generationen erlebten die meisten Frauen die Wechseljahre gar nicht. Die moderne Medizin hat die Lebenserwar-
tungen um etwa 30 Jahre verlängert. Sie fühlt sich jetzt daher
auch dafür verantwortlich, daß diese gewonnenen Jahre in guter Lebensqualität, in körperlicher und geistiger Frische und
ohne unnötige Krankheiten erlebt werden können.

Die Industrie produziert dort, wo Bedarf vorhanden ist.
Ihre Aufgabe ist es, die Unschädlichkeit und Wirksamkeit der
Medikamente nachzuweisen und zu garantieren. Dies ist hin-
länglich erfolgt. Wir wissen über kaum ein Medikament oder
ein Hormon so viel und so gut Gesichertes wie über Östrogene. Die Forschung auf dem Gebiet der Andrologie (Män-
nerheilkunde) liegt gegenüber der Frauenheilkunde (Gynäkologie) in dieser Hinsicht um mehrere Jahrzehnte zurück.

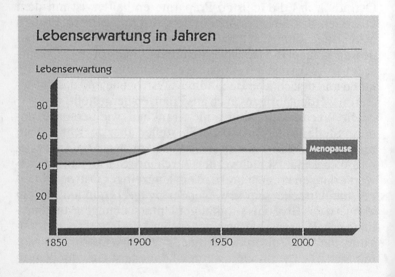

Lebenserwartung in Jahren

Lebenserwartung

80

60

40

20

Menopause

1850   1900   1950   2000

Alternative Verfahren zur Behandlung klimakterischer Beschwerden

Immer wieder wird der Arzt in der Praxis auch nach Möglichkeiten zur Behandlung von Wechseljahrsbeschwerden mit Hilfe sogenannter natürlicher Verfahren gefragt. Ehe auf diese Methoden eingegangen wird, soll hier noch einmal betont werden, daß das Verfahren der Schulmedizin, ein fehlendes Hormon durch die Zufuhr des gleichen Hormons von außen zu ersetzen, eigentlich ein ganz natürliches Verfahren darstellt, das zudem noch sehr wirksam ist. Der häufig gehörte Einwand, daß die verabfolgten Hormone »Chemie« seien, kann nicht als stichhaltig angesehen werden.

PFLANZLICHE PRÄPARATE

Einige Pflanzen sind wertvolle Heilmittel (siehe Seite 132), beispielsweise das Digitalis, das Strophantin, der Weißdorn, die Meerzwiebel (alles Herzmittel), die Kamille oder die Ringelblume und viele andere. Allerdings üben sie ihre stärkste und sicherste Wirkung meist erst dann aus, wenn der Wirkstoff von der Pharmazeutik rein dargestellt wurde. Andererseits gibt es natürlich Pflanzen, die Gifte, ja sogar krebserregende oder tödliche Stoffe enthalten oder einfach unwirksam sind. Ein Problem der Wirksamkeitsbeurteilung liegt darin, daß auch unwirksame Mittel einen gewissen, freilich meist kurz andauernden Erfolg bringen, wenn man daran glaubt. (Die sogenannte Placebowirkung tritt ein). Die Medizin hat daher Methoden des Wirksamkeitsnachweises entwickelt, die Scheinwirkungen am Patienten ausschalten. Dabei wird ein wirksames Mittel gegen ein Scheinmittel von gleichem Aussehen und Geschmack getestet, ohne daß Arzt und Patient wissen, welches das wirksame Mittel ist. Bei den pflanzlichen Präparaten liegen solche einwandfreien Wirksamkeitsuntersuchungen leider nicht oder nur in begrenztem Umfange vor. Pflanzliche Mittel gegen Wechseljahrsbeschwerden sind, wenn überhaupt, nur gegen leichte Beschwerden wirksam. Das Hauptanliegen der Östrogenbehandlung, nämlich vor-

Tabelle: Pflanzliche Präparate, Homöopathica und Organextrakte

Handelsname	Wirkstoffe	Handelsform	Anmerkungen
Pflanzliche Präparate			
Cimisan	Cimicifuga (Schlangenkraut)	Alkoholextrakt	Triterpene (mit Östrogenwirkung)
Klimadyn	„	„	kommen beim Menschen nicht vor
Remifemin	„	„	

Weitere Präparate mit Frauenmantel, Hirtentäschel, Kamille, Raute, Engelwurz, Schafgarbe, Melisse, Schlangenkraut, Passionsblume, Baldrian, Erika u. a. Sie enthalten keine Hormone.

Handelsname	Wirkstoffe	Handelsform	Anmerkungen
Phytoestrol	Rhabarberextrakt und Hopfen	Dragées	Rhaponticin (mit Östrogenwirkung). Ähnliche Verbindungen (Stilbestrol) wurden wegen Verdachtes der Krebserzeugung aus dem Handel gezogen. Kommt beim Menschen nicht vor. Hopfen mit schwacher Östrogenwirkung

Homöopathische Präparate

Sie enthalten Pulsatilla (Kuhschelle), Agnus castus (Mönchspfeffer), Alchemilla (Frauenmantel), Abführmittel sowie Tintenfisch und Schlangengift und eine Reihe anderer Substanzen (Schwefel, Kupfer, Eisen, Zink, Phosphor, Kalium, Calcium u. a.) in hoher Verdünnung (Potenzen), meist als Tropfen (in Alkohol). Keine Hormonwirkung.

Organpräparate

Handelsname	Wirkstoffe	Handelsform	Anmerkungen
Ovibion	Extrakt aus Schweineovarien	Tropfen	Enthält keine wirksamen Hormone
Solcosplen	Milzdialysat Kalb	Ampullen Dragées	Regt Ovarien perimenopausal zu vermehrter Östrogenbildung an. Wirksam nur bis höchstens 3 Jahre nach der letzten Regel

beugend gegen Osteoporose und Herzinfarkt zu wirken, wurde für pflanzliche Östrogene nicht untersucht und kann mit ihnen vermutlich auch nicht erreicht werden. Über mögliche Nachteile solcher Präparate bei langzeitiger Behandlung liegen keine Erkenntnisse vor.

Von den als Mittel zu Behandlung klimakterischer Beschwerden empfohlenen Präparaten sind nur diejenigen erfolgreich, die einen östrogen-wirksamen Bestandteil enthalten. Solche Pflanzenöstrogene sind Cimicifuga (Schlangenkraut) und Rhaponticin (Rhabarber). Sie sind allerdings von der chemischen Formel her den beim Menschen vorkommenden Östrogenen ganz unähnlich und verhältnismäßig schwach wirksam. Das Rhaponticin ist ein sogenanntes Stilben. Solchen Substanzen werden krebserzeugende Wirkungen nachgesagt, weshalb die Stilben-Reinsubstanzen aus dem Handel gezogen wurden.

Andere Präparate enthalten Küchenschelle, Raute, Hirtentäschel und Kamille, teilweise auch Abführmittel. Diese Bestandteile sollen Symptome der Wechseljahre lindern. Zuverlässige Wirksamkeitsuntersuchungen liegen nicht vor, und sichere Wirkungen sind auch nicht zu erwarten.

Insgesamt stellen die zur Verfügung stehenden pflanzlichen Präparate keinen Ersatz und keine ernst zu nehmende Alternative zur modernen Hormonbehandlung dar.

HOMÖOPATHISCHE PRÄPARATE

Ihr Prinzip ist, Gleiches mit Gleichem zu heilen, und zwar in hohen Verdünnungen (Potenzen). Wenn also eine Substanz beispielsweise Kopfschmerzen hervorruft, so würde man dieses Symptom mit hohen Verdünnungen der gleichen Substanz behandeln. Über die Wirksamkeit homöopathischer Substanzen auf ausgeprägte Wechseljahrsbeschwerden liegen keine überzeugenden kontrollierten Studien mit anerkannten wissenschaftlichen Verfahren vor. Zur vorbeugenden Behandlung der schwerwiegenden Folgen des Östrogenmangels sind sie ungeeignet.

ORGANEXTRAKTE

Sie stellen eigentlich ein Behandlungsprinzip dar, wie es in den Anfangszeiten der Hormonforschung verwendet wurde, als man über die Natur der Hormone noch keine gesicherten Kenntnisse besaß. Im Handel befindet sich ein Extrakt aus frischen Schweineovarien mit sehr niedrigem, praktisch unerheblichem Gehalt an »Gesamtöstrogenen« und Progesteron in alkoholischer Lösung. Überzeugende Untersuchungen, die die Wirksamkeit (oberhalb der Wirksamkeit von Scheinmedikamenten = Placebo) mit wissenschaftlich anerkannten Verfahren belegen, liegen nicht vor. Zur Vorbeugung von Osteoporose oder Atherosklerose sind solche Präparate nicht geeignet.

MILZPEPTIDE

Aus frischer Kälbermilz wird ein eiweißfreies Produkt (Dialysat) gewonnen, das aus bisher noch unidentifizierten Eiweißbruchstücken (Peptide) besteht. Es handelt sich um ein interessantes Wirkungsprinzip, da die Peptide in der Lage sind, die in ihrer Östrogenbildung vor und in den Wechseljahren bereits nachlassenden Eierstöcke noch einmal kurzfristig zu einer verstärkten Östrogenbildung anzuregen, nämlich durch Stimulierung der eigenen Hormonbildung. Diese Wirksamkeit hört aber zwei bis drei Jahre nach Eintreten der letzten Blutung (Menopause) auf, da dann die Eierstöcke durch keinerlei Maßnahmen mehr zu vermehrter Östrogenbildung zu veranlassen sind. Eisprung und Gelbkörperbildung in den Ovarien werden in den Wechseljahren durch das Präparat nicht erzielt. Es verursacht nur selten Blutungen. Wegen der Erhöhung der Östrogenspiegel wäre zu erwägen, das Präparat von Zeit zu Zeit für zwölf bis vierzehn Tage durch einen Zusatz von Gelbkörperhormon zu ergänzen, um einen unerwünscht hohen Aufbau der Gebärmutterschleimhaut zu verhindern. Da das Präparat in den späten Wechseljahren nicht mehr wirksam ist, eignet es sich nicht für eine Langzeitprophylaxe von Osteoporose und Atherosklerose. Ob es zusammen mit einem Gestagen unregelmäßige Blutungen in der Prämenopause regulieren kann, wurde bisher nicht ausreichend untersucht, ist aber wahrscheinlich. Milzpeptide sind sicherlich eine brauchbare und wirksame Alternative für Frauen, die eine Behandlung durch Einnahme von Östrogenen zur Behandlung von Wechseljahrsbeschwerden ablehnen.

ANDERE MEDIKAMENTE

Leider werden Wechseljahrsbeschwerden immer noch mit beruhigenden oder entspannenden Medikamenten behandelt, obwohl eine ursächliche Behandlung mit der Hormonsubstitution zur Verfügung steht.

Sind Östrogene ausnahmsweise nicht wirksam, so liegt mit Sicherheit eine andere Ursache der Beschwerden vor; um Wechseljahrsbeschwerden handelt es sich dann nicht. Auch wenn die Verabfolgung von Östrogenen einmal nicht möglich ist oder wenn sie abgelehnt wird, werden manchmal Beruhigungsmittel (Sedativa) oder Entspannungsmittel (Tranquilantien) verordnet. Sie sollten nur kurzzeitig zur Überbrükkung der unangenehmsten Beschwerden verwendet werden, da bei den meisten von ihnen Suchtgefahr besteht.

Das den Blutdruck senkende Präparat Clonidin kann die Hitzewallungen und die Schweißausbrüche beseitigen. Als Nebenwirkungen können allerdings Mundtrockenheit, Müdigkeit, Schwindel, Verstimmung, Sehstörungen und Verstopfung auftreten.

Bei echten, nicht klimakterisch bedingten Depressionen wird man antidepressiv wirksame Mittel einsetzen. Nur in leichten Fällen kann man manchmal mit pflanzlichen Mitteln, beispielsweise mit Hypericum (Johanniskraut) auskommen. Zusätzlich wird der Arzt eine Dauerlaufbehandlung (Jogging) oder, wenn dies nicht möglich ist, beschleunigtes Spazierengehen verordnen.

PHYSIKALISCHE MASSNAHMEN

Kalte Duschen des Ober- oder Unterkörpers, kalte Sitzbäder oder Packungen, Massagen mit ätherischen Ölen und Baldrianbäder sollen beruhigen und den Blutumlauf regeln. Sie können die Beschwerden in Einzelfällen erleichtern, aber den Östrogenmangel und seine Folgen natürlich nicht beseitigen.

Die Akupunktur, die von Hautpunkten her innere Organe beeinflussen soll, kann ebenfalls subjektive Beschwerden bei einigen wenigen Patientinnen lindern, aber die Probleme des Östrogenmangels nicht lösen.

PSYCHISCHE BEEINFLUSSUNG

Auch Yoga, die Methode der konzentrativen Selbstentspannung, vermag einige Hauptsymptome des Klimakteriums zu lindern, kann jedoch selbstverständlich nicht die organischen Folgen des Östrogenmangels beeinflussen.

NAHRUNG

Einige Nahrungsmittel, wie Bier, Rhabarber und Gemüse, enthalten kleine Östrogenmengen. Es ist jedoch nicht möglich, durch die Nahrungswahl einen vollen Östrogenersatz zu erreichen. Eine Gefahr, mit gesetzwidrig hormonbehandeltem Fleisch ungewollt Östrogene einzunehmen, besteht übrigens nicht, da das Hormon im Tierkörper rasch abgebaut wird.

VIII. Die Behandlung mit Östrogenen

Präparatewahl

WELCHE ÖSTROGENPRÄPARATE GIBT ES UND WELCHES IST FÜR MICH DAS GEEIGNETSTE?

Das Angebot an Östrogenpräparaten ist sehr vielfältig, so daß sich für jeden Einzelfall das am besten auf die individuellen Bedürfnisse und Wünsche passende finden läßt. Der Arzt bezieht seine Informationen über die verfügbaren Arzneimittel aus der »Roten Liste«, einem Buch des Bundesverbandes der deutschen pharmazeutischen Industrie, das alle Präparate mit den erforderlichen Anwendungsanleitungen enthält (siehe Seite 138 ff.).

Überlegen Sie sich am besten vorher, welche Anwendungsart (z. B. Tablette, Pflaster, Spritzen, örtlich auftragbare Salben) Sie bevorzugen, und teilen Sie diesen Wunsch Ihrem Arzt mit. Er wird ihn gerne erfüllen, sofern sich Ihr Wunsch mit den Erfordernissen aus Vorgeschichte und Befund und dem Behandlungsziel deckt. Er muß herausfinden, ob Kontraindikationen bestehen, ob eine besondere Beratung nötig ist und ob Vorsichtsmaßnahmen zu treffen sind, schließlich, welches Präparat unter Würdigung aller Gesichtspunkte für Sie am besten geeignet erscheint. Wenn diese Fragen geklärt sind, wird man Ihnen einen Vorschlag machen, der auch Ihre Wünsche berücksichtigt. Danach fällen Sie die Entscheidung mit Ihrem Arzt gemeinsam. Der Arzt schreibt Ihnen dann, wenn er eine Hormonverabfolgung für empfehlenswert hält, ein Rezept auf und gibt Ihnen alle nötigen Erläuterungen zur Anwendung des Mittels. Wenn Sie wollen, händigt er Ihnen auch noch eine Broschüre der Herstellerfirma aus, damit Sie alles in Ruhe noch einmal durchlesen und durchdenken können. Die Erfahrung zeigt nämlich, daß die Patientin sich immer nur an einen Teil des Gespräches zu erinnern vermag und daß sie in der Sprechstunde oft vergißt, die ihr wichtigen Fra-

Östrogenpräparate zur Behandlung klimakterischer Beschwerden

Orale Östrogene (Tabletten, Dragées, Kapseln):

Präparat	Hersteller	Inhaltsstoffe	Dosis mg	Packungen
Konjugierte Östrogene:				
Presomen	Kali-Chemie	konjugierte Östrogene	1,25	20-60-120 Dragées
Presomen mite			0,6	20-60-120
Presomen			0,3	20-60-120
Oestro-Feminal	Mack	konjugierte Östrogene	1,25	60, 3x60 Kapseln
Climarest	LAW	konjugierte Östrogene	0,6 u. 1,25	20-60-100 Dragées
Conjugen	Klinge	Estronsulfat Equilinsulfat	0,8 0,2	60 Dragées
Veresterte Östrogene (aus Soja)				
Femavit	Upjohn	veresterte Östrogene	1,25	28, 3x28 Dragées
Femavit mite			0,625	28, 3x28 Dragées (7 Placebos)
Transannon	Heyden	veresterte Östrogene	1,25	28, 3x28, 100 Dragées (7 Placebo)
Transannon			0,625	28, 3x28, 100 Dragées (7 Placebo)
Östradiolvalerat:				
Progynova	Schering	Estradiolvalerat	10 ml = 40 mg Tropfen	
Progynova 21			2,0	21, 3x21 Dragées
Progynova 21 mite			1,0	21, 3x21 Dragées
Neo-Östrogynal	Asche	Estradiolvalerat Estriol	1,0 2,0	21, 3x21 Dragées
Gynokadin	Dr. Kade	Estradiolvalerat	2,0	20-60-90 Dragées
Estradiol, mikronisiert:				
Estrifam	Novo Nordisk	Estradiol	2,0	20-60 Tabletten
Estrifam forte			4,0	20-60 Tabletten
Estradiol	Jenapharm		2,0 4,0	20-60 Tabletten
Transdermale Östrogene:				
Estraderm	Geigy	Estradiol	25 50 100 ug / 24 h	2-4-8 Membranpflaster 8 und 16

Präparat	Hersteller	Inhaltsstoffe	Dosis mg	Packungen
Menorest	Rhone-Poulenc Rorer	Estradiol	37,5 50 75 ug / 24 h	Matrixpflaster

Transkutane Östrogene: kommen demnächst in den Handel

Ostrogel	Besins-Iscovesco, Paris oder Lab. Golaz, Schweiz; Später Dr. Kade, Berlin	Estradiol		80 g = 60-mg-Tube

Injizierbare Estradiolpräparate (Spritzen):

Progynon-Depot	Schering	Estradiolvalerat	10,0	1 Spritzampulle 5 Normalampullen
Estradiol-	Jenapharm	Estradiolvalerat	10,0	1-3-5 Ampullen

Estradion-Prasteron-Kombination mit Depotwirkung (4 Wochen)

Gynodian	Schering	Estradiolvalerat Prasteronenantat	4 200	1 Spritzampulle 3 Spritzampullen 3 Ampullen

Östrogen- + Gestagenpräparate zur Behandlung klimakterischer Beschwerden. Kalenderpackungen

Präparat	Hersteller	Inhaltsstoffe	Dosis mg	Packungen
Konjugierte Östrogene, Sequenzpräparate:				
Presomen compositum	Kali-Chemie	konjugierte Östrogene konjugierte Östrogene + Medrogeston	1,25 1,25 5,0	10 Dragées 11 Dragées
Presomen compositum		konjugierte Östrogene konjugierte Östrogene + Medrogeston	0,6 0,6 5,0	10 Dragées 11 Dragées
Presomen compositum		konjugierte Östrogene konjugierte Östrogene + Medrogeston	0,3 0,3 5,0	10 Dragées 11 Dragées
Estradiolvalerat:				
Cyclo-Progynova	Schering	Estradiolvalerat Estradiolvalerat + Norgestrel	2,0 2,0 0,5	11 Dragées 10 Dragées = 21 Dragées und 3 x 21 Dragées
Cyclo-Östrogynal	Asche	Estradiolvalerat Estriol Estradiolvalerat Estriol + Levonorgestrel	1,0 2,0 1,0 2,0 0,25	11 Dragées 10 Dragées

Präparat	Hersteller	Inhaltsstoffe	Dosis mg	Packungen
Cyclo-Menorette	Wyeth	Estradiolvalerat	1,0	11 Dragées
		Estriol	2,0	
		Estradiolvalerat	1,0	
		Estriol	2,0	
		+ Levonorgestrel	0,25	10 Dragées
Klimonorm	Jenapharm	Estradiolvalerat	2,0	9 Dragées
		Estradiolvalerat	2,0	
		+ Levonorgestrel	0,15	11 Dragées
Sisare	Nourypharma	Estradiolvalerat	2,0	11 Tabletten
		Estradiolvalerat		
		+ Medroxyprogesteron-acetat	10,0	10 Tabletten
Procyclo	Orion	Estradiolvalerat	2,0	11 Tabletten
		Estradiolvalerat		
		+ Medroxyprogesteron-acetat	10,0	10 Tabletten

Östrogen- + Gestagenpräparate zur Behandlung klimakterischer Beschwerden. Kalenderpackungen

Estradiol, mikronisiert + Gestagen. Sequenzpräparat

Präparat	Hersteller	Inhaltsstoffe	Dosis mg	Packungen
Trisequens	Novo Nordisk	Estradiol	2,0	12 Tabletten
		Estradiol	2,0	
		+ Norethisteronacetat	1,0	10 Tabletten
		Estradiol	1,0	6 Tabletten
				1 x 28, 3 x 28, 6 x 28
Trisequens forte		Estradiol	4,0	12 Tabletten
		Estradiol	4,0	
		+ Norethisteronacetat	1,0	10 Tabletten
		Estradiol	1,0	6 Tabletten
				1 x 28, 3 x 28, 6 x 28

Estradiol-Pflaster + Estradiol-Gestagen-Pflaster. Sequenzpräparat.

Estracomb TTS	Geigy	Estradiol	4,0	4 Pflaster
		Estradiol	10,0	
		+ Norethisteronacetat	30,0	4 Pflaster
				= 8 Pflaster
		Freisetzung Estradiol	0,05 / 24 Stunden	
		Freisetzung Norethisteronacetat	0,25 / 24 Stunden	

Präparat	Hersteller	Inhaltsstoffe	Dosis mg	Packungen

Tabletten, Estradiol + Gestagen kombiniert. Durchgehend, ohne Pause

Präparat	Hersteller	Inhaltsstoffe	Dosis mg	Packungen
Kliogest	Novo	Estradiol	2,0	
	Nordisk	Estriol	1,0	
		+ Norethisteronacetat	1,0	28 Tabletten
				1 x 28, 3 x 28, 6 x 28

Das Präparat verursacht bei längerer Einnahme in der Postmenopause keine Blutungen.

Östrogenpräparate zur örtlichen Anwendung im Bereich der Scheide und der Schamlippen oder an der Haut

Salben in Tuben mit Ansatzrohr:

Präparat	Hersteller	Zusammensetzung	Packungen
Estradiol:			
Linoladiol N	Wolff	Estradiol 0,01 g	100-g-Tube
Estriol:			
Cordes Estriol	Cordes	Estriol 0,5 mg / 1 g	50 und 100 g
Oekolp	Kade	Estriol 1,0 mg / 1 g	25 und 50 g
Oestro-Gynaedron M	Artesan	Estriol 0,5 mg / 1 g	50 g
Ortho Gynest	Ortho	Estriol 0,5 mg / 5 g	80 g
Ovestin Creme	Organon	Estriol 1,0 mg / 1 g	50 g
Xapro Creme	Jenapharm	Estriol 1,0 mg / 1 g	35 und 50 g
Tabletten, Kugeln oder Zäpfchen zum Einführen in die Scheide:			
Estriol:			
OeKolp	Kade	Estriol 0,03 mg	10 und 20 Zäpfchen
OeKolp forte		Estriol 0,5 mg	10 und 20 Zäpfchen
Estriol 0,4 mg	Jenapharm	Estriol 0,4 mg	10 Ovula
Ortho-Gynest	Ortho	Estriol 0,5 mg	15 Ovula
Ovestin	Organon	Estriol 0,5 mg	15 Ovula
Zur örtlichen Anwendung an der Brust:			
Progesteron-Gel			
Progestogel	Kade	Progesteron 10 mg / 1 g	100-g-Tube

Gestagenpräparate, oral
Progesteronabkömmlinge

Präparat	Hersteller	Zusammensetzung	Dosis mg	Packungen
Prothil	Kali-Chemie	Medrogeston	5,0	24-60-100 Tabletten
Clinofem	Upjohn	Medroxyprogesteron-acetat	2,5	28 und 2 x 28, 100 Tabletten
			5,0	12-20-36-60 und 90 Tabletten
G-Farlutal	Pharmacia	Medroxyprogesteron-acetat	5,0	20-40-100 Tabletten
Duphaston	Duphar	Dydrogesteron	10,0	20-60 Tabletten
Mit antiandrogener Wirkung				
Androcur	Schering	Cyproteronacetat	10,0	15, 3 x 15 Tabletten
Gestafortin	Merck	Chlormadinonacetat	2,0	24 Tabletten
Chlor-madinon	Jenapharm	Chlormadinonacetat	2,0	12 und 36 Tabletten
Nortestosteronabkömmlinge				
Orgametril	Organon	Lynesterol	5,0	30 und 60 Tabletten
Primolut-Nor	Schering	Norethisteronacetat	5,0	12-20-50 Tabletten
			10,0	30 Tabletten
Norethi-steron	Jenapharm	Norethisteronacetat	0,5	21 Tabletten
			1,0	12 und 36 Tabletten
			5,0	20 und 60 Tabletten
Sovel	Geigy	Norethisteronacetat	1,0	12 und 36 Tabletten
Gestakadin	Dr. Kade	Norethisteronacetat	1,0	12-36-90 Tabletten

Gestagenpräparate zur Injektion mit Depotwirkung (14 Tage)

Präparat	Hersteller	Zusammensetzung	Packungen
Proluton-Depot	Schering	Hydroxyprogesteron-caproat	1 Spritzampulle 5 Ampullen 1 ml 5 Ampullen 2 ml
Progesteron-Depot	Jenapharm	Hydroxyprogesteron-caproat	1-3-5 Ampullen

In den Handelspräparaten enthaltene Hormone zur Behandlung von Wechseljahrsbeschwerden

Hormon	Charakterisierung
Östradiol	Im Eierstock der Frau gebildetes hauptsächliches und wirksamstes Östrogen. Es übt alle bis heute bekannten Östrogenwirkungen aus. Natürliche Verstoffwechselung. Es soll in der Behandlung grundsätzlich mit einem Gestagen kombiniert werden.
Östriol	Natürliches Abbauprodukt des Östradiol. Gegen Wechseljahrsbeschwerden nur schwach wirksames Östrogen. Es beeinflußt den Stoffwechsel wenig, verhütet daher die Osteoporose nicht. Anwendung also bei leichteren Symptomen oder zur örtlichen Anwendung in Salben und Scheidenzäpfchen. Verursacht bei Einnahme einmal täglich kein Wachstum der Gebärmutterschleimhaut und daher keine Gebärmutterblutungen.
Konjugierte Östrogene	Natürliche Östrogene, hochgereinigt aus dem Harn schwangerer Stuten gewonnen. Hauptbestandteile Östron, Equilin und Equilenin (Stutenöstrogen). Die Hormone liegen in wasserlöslicher Form vor durch Bindung an Schwefel und Sauerstoff (Sulfat). Sehr wirksames Östrogen. Die meisten unserer Kenntnisse über Östrogene wurden mit diesem Präparat gewonnen.
Veresterte Östrogene	Aus Soja hergestellt, enthalten Östronsulfat (80 Prozent) und Equilinsulfat (20 Prozent)

Ethinyl-estradiol	Künstlich hergestelltes synthetisches Östrogen. Wird in der empfängnisverhütenden Pille vewendet. Oral sehr stark wirksam. Wird wegen möglicher unerwünschter Nebenwirkungen zur Behandlung in den Wechseljahren nicht verwendet, außer mit einem Gestagen zusammen, kurzfristig zur Behandlung von Blutungsstörungen.
Pflanzliche Östrogene	Den menschlichen Östrogenen sehr unähnlich gebaut (Triterpene und Stilbene). Ungenügende wissenschaftliche Untersuchungen. Geringe Erfahrungen in der Anwendung. Keine Langzeitstudien. Nur bei leichten Beschwerden ausreichend wirksam. Zur Vorbeugung von Arterienverkalkung und Osteoporose nicht geeignet.

gen zu stellen. Fragen Sie nach einer solchen Aufklärungsschrift, wenn Sie gerne mehr wissen möchten. Sie gibt Ihnen bessere Auskunft als der dem Präparat beiliegende Beipackzettel, der meist schwer verständlich ist und nicht immer zutreffend informiert.

WELCHE GESTAGENE STEHEN ZUR VERFÜGUNG?

Das von den Eierstöcken gebildete Progesteron wird in Kürze für die Einnahme in Kapselform zur Verfügung stehen. Zusätzlich gibt es mehrere dem Progesteron sehr ähnliche, stärker wirksame Gestagene in Form von Tabletten. Diejenigen Gestagenpräparate, die sich vom männlichen Hormon Testosteron ableiten, sind sehr stark blutungsstillend und zyklusstabilisierend, also bei starken Regelblutungen und Blutungsunregelmäßigkeiten besonders geeignet. Es gibt auch Gestagene, die gegen zu viele männliche Hormone (antiandrogen) wirken. Diese sind bei Frauen angezeigt, die Vermännlichungserscheinungen aufweisen. Ferner gibt es noch injizierbare Gestagenpräparate mit verlängerter (Depot-)Wirkung.

Der Zweck der Gestagengabe ist es, die durch Östrogene zum Wachstum angeregte Gebärmutterschleimhaut, so wie im normalen Zyklus, regelrecht umzuwandeln und dadurch regelmäßige und normalstarke Blutungen zu garantieren. Es wird also durch das Gestagen ein übermäßiges Wachstum der Gebärmutterschleimhaut verhindert. Dadurch nimmt auch das – freilich geringe – Krebsrisiko der Gebärmutterschleimhaut ab: Dieses Risiko ist durch die Gestagenzugabe sogar wesentlich geringer als bei den nicht mit Hormonen behandelten Frauen. Aus diesem Grunde sollten zu den Östrogenen Gestagen immer dann hinzugegeben werden, wenn die Patientin noch eine Gebärmutter hat. Wurde die Gebärmutter durch eine Operation entfernt, so ist ein Gestagenzusatz nicht unbedingt erforderlich.

Ist die Brust unter Östrogeneinnahme empfindlich oder gespannt, so müssen nicht unbedingt Gestagene eingenommen werden, sondern Progesteron kann dann auch als Gel örtlich auf die Brüste aufgetragen werden. Zusätzlich empfiehlt es sich, die Östrogendosis herabzusetzen.

Die von künstlichen Gestagenen ausgeübten Stoffwechselwirkungen weichen teilweise von denen des natürlichen Progesteron ab. Für eine Langzeiteinnahme sind daher Gestagene, die sich vom Progesteron ableiten, besser geeignet. Dies gilt allerdings nicht mehr für einige in letzter Zeit entwickelte gewissermaßen stoffwechselneutrale Präparate. Ihr Arzt wird Sie beraten, welches Gestagen bei der für Sie vorgesehenen Behandlung am geeignetsten ist.

MÖGLICHKEITEN DER ZUFUHR VON ÖSTROGENEN

Möglichkeiten der Zufuhr von Östrogenen in der Behandlung von Wechseljahrsbeschwerden, wie sie als Präparate angeboten werden

Zubereitung	Art der Einnahme	Vorteile	Nachteile
Tabletten *Dragées* Östradiol	oral Nach Schlucken durch Magen und Darm über die Leber in den	Einfache, schmerz- und angstfreie Einnahme. Rasche	Umwandlung des Östradiols zu Östron im Darm. Wirkungsverlust. Unerwünschte

konjugierte Östrogene	Blutkreislauf	Korrektur der Dosis und sofortiges Absetzen möglich. Beim Durchgang des Hormons vom Magen-Darm durch die Leber: besonders günstige Wirkungen auf die Blutfette (Cholesterin = Verhütung der Arteriosklerose). Erwünschte Bildung hormonbindender Eiweißkörper (Bindung von Androgenen bei zu hohen Werten männlicher Hormone)	Nebenwirkung bei hoher Dosis: auf Gerinnungs- und Blutdruckstoffe in der Leber. Hohe, rasch abfallende Östrogenwerte im Blut
veresterte Östrogene			
Östriol		Schwaches Östrogen. Verursacht keine Blutungen. Keine unerwünschten Stoffwechselwirkungen.	Keine Wirkung auf den Knochenaufbau (keine Osteoporosevorbeugung).
Pflaster Östradiol	Aufkleben auf die Haut	Geht direkt von der Haut ins Blut. Keine Verstoffwechselung in der Haut. Gleichmäßige Blutspiegel. Umgehung von Magen-Darm und Leber, daher kein Einfluß auf Gerinnung, Blutdruck und Eiweißbindung	Aufnahme durch die Haut kann schwanken. Unverträglichkeit des Klebstoffs möglich. Bei Schwitzen, Duschen, Baden und in heißem Klima problematisch. Geringere Beeinflussung

			der Hormone. Besonders geeignet bei Magen-Darm- und Lebererkrankungen, erhöhtem Blutdruck und nach Thrombose.	erwünschter Leberreaktionen (LDL-Cholesterin und Eiweißbindung der Androgene)
Gel Östradiol	Auftragen auf die Haut (Kommt demnächst in den Handel)	Alle Vorteile des Pflasters. Sehr individuell dosierbar (Länge des Salbenstrangs)	Siehe Pflaster. Gelegentlich Hautreizung, trockene Haut an der Auftragestelle
Tropfen Östradiol	Schlucken oder im Mund behalten. Aufnahme über Zunge (Umgehung Magen-Darm und Leber)	Einfach. Sehr genau und fein dosierbar. Umgehung der Leber möglich	Alkoholische Lösung
Spritzen Östradiol (auch mit Dehydro-epiandrosteron = Prasteron)	In den Gesäßmuskel (intramuskulär)	Vom Arzt verabfolgt, daher gut kontrolliert. Gleichmäßiger Östrogenspiegel. Langzeitwirkung über vier Wochen. Stark wirksam	Spritzen manchmal unangenehm. Häufige Arztbesuche notwendig (alle vier Wochen). Nach Einspritzung nicht mehr beeinflußbar
Salbe *Zäpfchen* *Ovula* Östriol oder Östradiol	Örtliche Anwendung	Erspart Belastung von Magen-Darm und Leber. Örtlich hohe Konzentration	Fehlen der günstigen Allgemeinwirkungen, aber teilweise Resorption.

Nicht im Handel, kann aber über England bestellt werden (Firma Organon): Östradiol, Progesteron und Testosteron-Kristall-Implantate zur Einpflanzung unter die Haut. Je nach Dosis ein halbes bis ein Jahr wirksam.

Vermutlich bald im Handel: Plastikringe mit Östradiol und Progesteron zur Einlage in die Scheide. Langzeitwirkung. Zäpfen zum Einführen von Östradiol in die Scheide oder in den Darm können nach Angabe des Arztes in den Apotheken hergestellt werden.

HORMONE, DIE MIT ÖSTROGENEN KOMBINIERT WERDEN KÖNNEN

Dehydroepiandrosteron-Enanthat (Prasteron)

Es handelt sich um ein schwaches männliches Hormon, das überwiegend in den Nebennierenrinden gebildet wird. Es besitzt nicht die vermännlichenden Wirkungen des Testosteron. Der Fettstoffwechsel wird günstig beeinflußt. Prasteron wirkt auch seelisch aufbauend. Es kann im Unterhautfettgewebe teilweise in Östrogene umgewandelt werden. Im Alter nimmt die Menge dieses Hormons deutlich ab. Das Prasteron ist daher möglicherweise besonders für die Verabfolgung bei älteren Frauen geeignet. Es ist in einer Kombination mit einem langwirksamen Östrogen (Östradiolvalerat) als Präparat zur Behandlung von Wechseljahrsbeschwerden im Handel (Gynodian-Depot).

Testosteron

Dies ist das wichtigste, am stärksten wirksame männliche Hormon. Es kommt bei der Frau normalerweise nur in geringer Menge vor, bessert in den Wechseljahren bei der depressiv verstimmten Patientin die Entschlußlosigkeit, den fehlenden Schwung, die Niedergeschlagenheit und die Verstimmung. Es ist bei verminderter sexueller Lust (Libidomangel) und bei fehlendem Orgasmus wirksam. Vermännlichende Nebenwirkungen sind bei höherer Dosierung und bei längerer Einnahme möglich. Daher muß bei Behandlung mit Testosteron auf folgende Nebenwirkungen geachtet werden, bei deren Auftreten das Hormon sofort abgesetzt werden sollte: rauhe Stimme, Räusperzwang, Vertiefung der Stimme, Akne, zunehmende Behaarung vom männlichen Typ, insbesondere an Oberlippe und Kinn, vermehrter Kopfhaarausfall, Vergrö-

148

ßerung des Kitzlers (Clitoris), unerwünscht starke Steigerung der Sexualität. Eine Behandlung mit Testosteron ist bei Frauen mit Sing- und Sprechberufen ungeeignet. Testosteron steht in Form von Kapseln zur Einnahme und in Spritzenform mit verlängerter Wirkung (Depot-Hormon) zur Verfügung. Der Arzt kann es mit einem langwirksamen Östrogen kombinieren.

WAS KOSTET EINE ÖSTROGEN-GESTAGEN-SUBSTITUTION?

Bei einer langzeitigen Hormoneinnahme spielen natürlich die Kosten einer solchen Empfehlung eine wichtige Rolle.

Östrogentabletten für einen Monat kosten etwa 8,– DM, ein Pflaster 13,– DM, eine Depot-Spritze 7 bis 13,– DM, je nach Dosierung und Packungsgröße. Günstiger sind Drei- oder Sechsmonatspackungen. Östradiol-Pflaster kosten 13,– DM, mit Gestagenzusatz 20,– DM. Die Kosten für Östrogen-Gestagen-Tabletten belaufen sich auf 13 bzw. 17,– DM pro Monat. Für Östriol in Tablettenform wären 10 bis 20,– DM zu bezahlen, je nach der Dosis, für die Monatsration Östrogensalbe oder für Scheidenzäpfchen zur örtlichen Anwendung 11 bis 20,– DM.

Die Kosten sind also, verglichen mit anderen Medikamenten, nicht hoch und belaufen sich pro Jahr auf 90 bis 120,– DM (eventuell bis zu 250,– DM). Dies ist ein geringer Betrag, wenn man ihn beispielsweise mit den Ausgaben für Genußmittel vergleicht und den beträchtlichen Nutzen bedenkt, den die Hormone für die Gesundheit und Leistungsfähigkeit haben.

DER BEIPACKZETTEL – EIN ÄRGERNIS

Wenn Sie Ihr Östrogenpräparat in der Apotheke erhalten haben, werden Sie es zu Hause auspacken und näher anschauen. Dabei werden Sie auf den Beipackzettel stoßen, der jeder Arzneimittelpackung beiliegt. Mit ihm soll die Einnehmerin über das Präparat informiert werden, nämlich über Zusammensetzung, Anwendung, Dosierung, Wirkung, mögliche Nebenwirkungen. Leider erfüllt der Beipackzettel in seiner gegenwärtigen Form diesen Zweck häufig nicht, da er in einer für die Patientinnen schwer verständlichen Sprache abgefaßt ist. Er beschwert sie oft mit zahlreichen Angaben, die sie gar nicht benötigen, da sie die Einnehmerin nicht betreffen. Für die Verbraucherin sind ja nur diejenigen Angaben von Bedeutung, die genau auf das Präparat zutreffen, das sie einnehmen soll. Der Beipackzettel enthält aber nach behördlicher Vorschrift unnötigerweise alle Daten über die gesamte Gruppe, der das Hormon angehört. Dabei werden unsinnigerweise Dosierung und der Zufuhrweg des Präparats, die für Wirkungen und Nebenwirkungen äußerst wichtig sind, gar nicht beachtet. Ferner werden alle jemals aufgetretenen Nebenwirkungen aufgezählt, und zwar ohne Rücksicht darauf, ob der ursächliche Zusammenhang bewiesen wurde oder nicht. Dabei sind beispielsweise Nebenwirkungen der empfängnisverhütenden Pille kritiklos übernommen worden, obwohl dies für den Ersatz mit natürlichen Hormonen ganz falsch ist. Nutzen und Vorteile des Präparats kommen überdies viel zu kurz, und es entsteht ein völlig falscher Eindruck vom Wert des Präparats und einer möglichen Gefährdung bei der Einnahme. Dies hat dazu geführt, daß manche Patientinnen das Präparat wegen ganz überflüssiger, durch den Beipackzettel hervorgerufener Ängste, erst gar nicht einnehmen. Die heutige Form des Beipackzettels ist das Werk übervorsichtiger Juristen und oft wenig sachverständiger Beamten der Gesundheitsbehörden. Neuere wissenschaftliche Ergebnisse werden dabei überhaupt nicht berücksichtigt.

Dieser beklagenswerte Zustand der Fehlinformation der Patientinnen hat dazu geführt, daß mehrere Fachgesellschaften eigene Beipackzettel für Östradiol erarbeitet haben und auf die zuständigen Stellen einwirken, um eine alle Seiten befriedigende Änderung zu erreichen. Es ist zu hoffen, daß ein Erfolg bald eintreten wird.

Bis dahin glauben Sie bitte diesem Buch und den Angaben Ihres Arztes mehr als den Beipackzetteln. Auch die von manchen Herstellern der Hormone zur Verfügung gestellten kleinen Aufklärungsschriften sind viel informativer, richtiger und besser verständlich. Ihr Arzt wird Ihnen gerne ein Exemplar mitgeben.

EINIGE PRAKTISCHE TIPS
FÜR DIE EINNAHME VON HORMONEN

Für den Erfolg der Behandlung ist es wichtig, daß Sie Ihre Östrogene regelmäßig und genau nach Anweisung einnehmen. Wenn Sie einmal eine Tablette vergessen haben, so ist das nicht so schlimm. Es kann aber sein, daß durch den Abfall der Hormone kurzzeitig eine Blutung eintritt. Durch die Einführung von »Kalenderpackungen«, auf denen die Reihenfolge und die Wochentage verzeichnet sind, ist das Vergessen von Tabletten seltener geworden. Damit Sie die Einnahme nicht vergessen, ist es zu empfehlen, diese immer zur gleichen Tageszeit vorzunehmen und mit einer täglich regelmäßig üblichen Tätigkeit zu verbinden, wie beispielsweise die Tabletteneinnahme mit dem Frühstück oder das Aufkleben des Pflasters mit dem morgendlichen Ankleiden. Das Wechseln des Pflasters oder das Fälligwerden der Spritze sollte man im Kalender eintragen und nicht erst warten, bis die Beschwerden wieder auftreten. Erhöhen Sie die Dosis nicht ohne Rücksprache mit Ihrem Arzt. Mehr Hormon hilft nicht immer mehr, aber Nebenwirkungen könnten auftreten und zunehmen.

Tabletten und Dragées: Die Einnahme erfolgt am besten mit reichlich Flüssigkeit auf vollen Magen. Dadurch werden mögliche Empfindlichkeiten beim Schlucken, aber auch Magendruck oder Aufstoßen vermieden. Am besten geeignet ist Milch oder Milchkaffee. Bei Einnahme auf vollen Magen ist die Aufnahme durch den Magen-Darmkanal vollständiger, die Östrogene werden besser ausgenützt, und die Blutspiegel sind höher. Die gleichzeitige Einnahme von Vitamin C verbessert ebenfalls die Aufnahme der Östrogene in den Körper.
Treten die Beschwerden besonders abends oder nachts auf, beispielsweise als nächtliche Hitzewallungen, Schweißausbrüche, Herzklopfen und Schlaflosigkeit, so empfiehlt es sich,

151

die Hormontabletten abends einzunehmen, da die Blut- und Gewebespiegel etwa zwei bis drei Stunden nach Einnahme am höchsten sind.

Gestagene werden nicht von allen Patientinnen gleich gut vertragen. Wenn man das Gestagen abends einnimmt, werden mögliche Nebenwirkungen jedoch verschlafen.

Spritzen: Die Östrogen-Androgen-Depotpräparate (z. B. Gynodian) zum Einspritzen in den Gesäßmuskel werden alle vier Wochen gegeben. Solange hält die Wirkung an. Die Abstände müssen sorgfältig eingehalten werden. Mehrfach habe ich erlebt, daß eine Patientin unter der Spritzenbehandlung in die Sprechstunde kam und voller Stolz angab, daß sie diesmal statt vier – trotz Beschwerden – sechs Wochen ausgehalten habe. Das ist natürlich ganz unsinnig, denn für die vorbeugende Wirkung, beispielsweise auf die Osteoporose, ist eine gleichmäßige, ununterbrochene Hormonwirkung sehr wichtig. Die in der fünften und sechsten Woche immer stärker wieder auftretenden Beschwerden sind außerdem durch die neue Spritze nur langsam und schwerer wieder zu beseitigen.

Pflaster: Das Östrogenpflaster sollte auf die trockene Haut und auf eine möglichst unbehaarte Stelle, am besten über der Hüfte, aufgetragen werden. Nach dem Abziehen der Schutzfolie muß das Pflaster noch mindestens zehn Sekunden mit der flachen Hand fest angedrückt werden. Dieses Andrücken ist wichtig für das vollständige, glatte Anliegen an der Haut und damit für eine gute Aufnahme in den Organismus (Resorption) und eine sichere Haftung, so daß es auch nach dem Duschen nicht abfällt. Vor dem Baden rate ich das Pflaster abzunehmen, es auf eine glatte, saubere Fläche zu legen und es nach sorgfältigem Abtrocknen wieder aufzukleben. Die Klebestelle auf der Haut sollte möglichst fettfrei sein. Nach einem Schaumbad mit Rückfettung empfiehlt es sich, die Klebestelle nochmals mit Wasser und Seife oder mit Alkohol abzuwischen. Löst sich das Pflaster oder liegt es nicht mehr mit der ganzen Fläche an, so sollte man ein neues Pflaster aufkleben. Man wechselt im Abstand von vier Tagen jeweils von einer Hüfte auf die andere. Bei starkem Schwitzen, beispielsweise bei Urlaub in den Tropen, kann sich das Pflaster lösen. Dann ist die Haut gut abzutrocknen und das Pflaster erneut aufzukleben. Eine Anwendungspause von zwei bis drei Stunden spielt keine Rolle.

Wurde der Wechsel des Pflasters einmal vergessen, so sollte er sobald wie möglich nachgeholt werden. Es ist anzuraten, das übernächste Pflaster am nächsten vorgesehenen Termin anzubringen.

Lokale Anwendung: Tragen Sie die Östrogensalbe dünn auf und reiben Sie sie zart in die Haut ein. Überschreiten Sie die angegebene Dosis nicht. Das Einführen in die Scheide erfolgt abends in Rückenlage. Die Zäpfchen oder das Ansatzrohr für die Einführung der Salbe soll möglichst hoch eingeführt werden. Bei Rückfließen von Trägersubstanz kann ein Wattebausch vor den Scheideneingang gelegt werden.

PROBLEME ZU BEGINN DER BEHANDLUNG

Bei der anfänglichen Einnahme des verordneten Östrogenpräparats sind Sie mit Recht besonders kritisch. Ihre Erwartungen sind hoch, Sie hoffen auf rasche Hilfe. Sie beobachten Ihre eigenen Reaktionen auf das Hormon sehr genau. Deshalb sollen Sie an dieser Stelle einige wichtige Informationen erhalten:

In den ersten Tagen ist mit einer Besserung der Hitzewallungen und der Schweißausbrüche noch nicht zu rechnen. Eine erste Linderung tritt nach etwa einer Woche ein. Wenn die Östrogene ungefähr vier Wochen eingenommen wurden, sollte völlige Beschwerdefreiheit eingetreten sein. Ist dies nicht der Fall, so kann möglicherweise die Östrogendosis zu niedrig sein und sollte demnach erhöht werden. Sprechen Sie darüber mit Ihrem Arzt. Schlafstörungen und depressive Verstimmungen benötigen manchmal eine etwas längere Behandlungszeit. Das gilt auch für organische Rückbildungserscheinungen im Bereich von Unterleib und Blase. Haben Sie also etwas Geduld. Wenn Ihre Beschwerden wirklich durch

Östrogenmangel bedingt sind, so werden diese auch durch Östrogenzufuhr beseitigt werden.

Führt auch eine Dosiserhöhung des Östrogens nicht zu einer Besserung der Beschwerden, so ist anzunehmen, daß es sich nicht um Wechseljahrsbeschwerden handelt. Der Arzt muß dann nach einer anderen Erklärung suchen.

NEBENWIRKUNGEN SIND SELTEN

Kein wirksames Medikament ist ganz ohne unerwünschte Nebenwirkungen. Für die natürlichen Östrogene, die man in den Wechseljahren einnehmen kann, gilt das aber nur bedingt, da es sich um körpereigene Hormone handelt. Über 90 Prozent aller Frauen, die in den Wechseljahren Östrogene einnehmen, verspüren keinerlei Nebenwirkungen. Treten leichte Nebenwirkungen tatsächlich einmal auf, so ist das meist nur anfangs der Fall. Durchweg liegt dann eine zu hohe Dosierung des Östrogens vor (Tabelle S. 155).

Ich pflege meinen Patientinnen immer folgendes zu sagen: Wenn in den ersten Wochen der Östrogeneinnahme die nachgenannten Beschwerden eintreten:

> Spannungsgefühl in den Brüsten,
> Berührungsempfindlichkeit der Brustwarzen,
> vermehrte Wassereinlagerung (z. B. als schwere
> Beine, oft als Venenbeschwerden fehlinterpretiert),
> rasche Gewichtszunahme,

so ist die Dosis zu hoch.

Setzen Sie dann das Hormon nicht selbständig ab. Rufen Sie vielmehr Ihren Arzt an, oder suchen Sie ihn auf. Eine Herabsetzung der Östrogendosis oder ein Wechsel des Präparats wird diese Nebenwirkungen innerhalb weniger Tage beseitigen und dazu führen, daß Sie danach die für Sie richtige Dosierung erhalten. Danach werden Sie das für die Östrogeneinnahme typische Gefühl des gehobenen Wohlbefindens verspüren und in den Genuß aller positiven Östrogenwirkungen kommen.

Wurde von Anfang an richtig dosiert, so werden überhaupt keine Nebenwirkungen eintreten, und Sie erfreuen sich von

Nebenwirkungen sind sehr selten. Sie treten, wenn überhaupt, meist nur anfangs auf. Sie sind gegebenenfalls durch Wechsel des Präparats, Herabsetzung der Dosis oder der Anwendungsart leicht und rasch zu beseitigen. Fragen Sie Ihren Arzt.

Beschwerden	zu empfehlende Maßnahmen
Übelkeit, Magendruck, Aufstoßen	Einnahme auf vollen Magen mit reichlich Flüssigkeit, Wechsel auf Pflaster, Spritze
Wassereinlagerung (Ödeme, schwere Beine)	Herabsetzung der Dosis
Brustbeschwerden, Spannung, Empfindlichkeit der Brustwarzen	Herabsetzung der Dosis, Progesteronsalbe auf die Brüste
Gewichtszunahme	Herabsetzung der Dosis, Kalorieneinschränkung
Unerwünschte Blutungen	eventuell Abklärung, Östrogen- oder Gestagendosis erhöhen

Anfang an der »zauberhaften« Wirkungen der Östrogene und der Freiheit von den vorherigen unangenehmen Beschwerden.

DIE ÖSTROGENDOSIS IST ZU NIEDRIG – WAS DANN?

Ist die eingenommene Östrogendosis zu niedrig, so werden sich die Beschwerden zunächst nicht oder nicht wesentlich bessern. Nebenwirkungen treten bei ungenügender Dosierung natürlich nicht auf. Oft beginnt der Arzt zunächst mit der niedrigeren Dosis, um nicht unnötig hohe Mengen von Hormon zu geben. Wenn sich die Beschwerden nach vier Wochen nicht wesentlich gebessert haben, so muß die Östrogendosis erhöht werden. Sprechen Sie darüber mit Ihrem behandelnden Arzt. Oft wird eine geringe Anhebung der Hormonmenge ausreichen. Jetzt werden die Wechseljahrsbeschwerden verschwinden. Ist das nicht der Fall, so liegt meist eine andere Ursache der Beschwerden vor, die dann gesucht werden muß.

WANN SOLL MAN MIT DER ÖSTROGENEINNAHME BEGINNEN, UND WIE LANGE SOLL SIE DAUERN?

Natürlich kann eine Behandlung erst zu dem Zeitpunkt beginnen, an dem die Frau die Sprechstunde aufsucht. Die Einnahme sollte so früh wie möglich nach der letzten Regel (Menopause) beginnen, ehe ernste Mangelerscheinungen auftreten. Am günstigsten ist es, wenn die Substitution bereits vor der Menopause beginnt, beispielsweise dann, wenn die Regelblutungen unregelmäßig werden. Da die Zyklusstörungen anfangs auf einem Ausfall des Eisprungs und Fehlen des Gelbkörpers beruhen, genügt es dann, vom 14.–25. Zyklustag nur Gelbkörperhormon zu geben. Da der Zyklus mit hoher Sicherheit normalisiert wird und die sonstigen Beschwerden rasch verschwinden, ist bei solchen Frauen, denen rasch und wirksam geholfen wurde, dann die Neigung groß, die Hormone weiterhin einzunehmen. Solche Patientinnen zeigen einen hohen Grad von Motivation, die in guter Einnahmezuverlässigkeit und Behandlungstreue (sogenannte Compliance) zum Ausdruck kommt.

Ein späterer Behandlungsbeginn ist aber, wenn zu diesem Zeitpunkt erst die Notwendigkeit einer Behandlung ersichtlich wird, immer noch effektiv und sinnvoll.

Die Behandlung klimakterischer Beschwerden soll solange dauern, wie die Beschwerden anhalten, also meist über mehrere Jahre.

In der modernen Hormonsubstitution steht die vorbeugende Wirkung der Östrogene auf die Osteoporose und die Arteriosklerose im Vordergrund. Das Minimum der Substitutionsdauer beträgt dabei zehn Jahre. Im äußersten Fall wird die Substitution lebenslang fortgesetzt, sofern die Frau das wünscht und sonst keine Gründe dagegen sprechen. Die vorbeugende Wirkung auf die Herz-Kreislauf-Erkrankungen hält übrigens noch mehrere Jahre nach Absetzen der Östrogene an.

Eine ärztliche Vorsorgeuntersuchung mit Spiegeleinstellung des Muttermundes, der Gebärmutter, mit Zellabstrichen, einer Tastuntersuchung des Unterleibs sowie des Enddarms und einer Kontrolle des Brustbefundes sollte mindestens einmal im Jahre vorgenommen werden. Innerhalb eines Jahres kann allerdings viel geschehen. Ich empfehle daher im allgemeinen – und bei Risikofällen immer – eine halbjährliche Vorsorgeuntersuchung. Zur Routine gehören Urinuntersuchung und Blutdruckmessung, in besonderen Fällen können Hormonbestimmungen (siehe Seite 181), eine Blutsenkung zum Ausschluß von Entzündungen, ein Blutbild, die Bestimmung von Leberwerten oder eine Knochendichtebestimmung (siehe Seite 179) angezeigt sein.

Die Untersuchung von Unterleib, Enddarm und Brüsten mit dem Zellabstrich und der Untersuchung des Stuhls auf Blut ermöglicht einen ziemlich sicheren Ausschluß des Vorliegens von Krebs im untersuchten Bereich und erhöht die Chance auf eine Früherkennung erheblich.

Eine Röntgendarstellung der Brust (Mammographie), eventuell mit zusätzlicher Ultraschallkontrolle, sollte alle zwei Jahre durchgeführt werden, nur bei nicht eindeutigen Befunden oder bei Gefährdung öfter. Die Strahlenbelastung ist aufgrund der modernen Technik gering. Bei unklaren Befunden kann die Brust zusätzlich mit Ultraschall untersucht werden.

Mit dem Ultraschallgerät kann man die Gebärmutter darstellen und in die Gebärmutterhöhle hineinschauen. Muskelgeschwülste (Myome) können ausgemessen, ihre Lage zur Gebärmutterhöhle (Cavum uteri) kann sichtbar gemacht werden. Höhe und Beschaffenheit der Gebärmutterschleimhaut sind ebenfalls beurteilbar. Die Durchblutungsverhältnisse können mit dem Farb-Dopplergerät ausgewertet werden. Auch die Eierstöcke sind darstellbar. Ultraschall und Dopplerverfahren helfen mit, Krebsbefunde auszuschließen und geben durch Höhenmessung der Gebärmutterschleimhaut auch Hinweise, wann ein Zusatz von Gestagen zum Östrogen nötig ist.

Treten unvorhergesehen Blutungen ein, so wird der Arzt nach Ausschöpfung aller diagnostisch-therapeutischen Möglichkeiten entscheiden, ob eine Ausschabung der Gebärmutter erforderlich ist. Der kleine Eingriff in Narkose wird die Blutungsstörungen beseitigen und zugleich durch den feingeweblichen (histologischen) Befund die Ursache der Blutung klären. So ist eine sichere Grundlage für die weitere Behandlungsplanung gegeben. Gleichzeitig kann so ein Krebs der Gebärmutterschleimhaut oder des Halskanals der Gebärmutter mit Sicherheit erkannt oder ausgeschlossen werden.

IX. Die Erfolge der Östrogenbehandlung

Hitzewallungen und Schweißausbrüche muß man nicht aushalten

»Die sind so überflüssig wie ein Kropf«, hörte ich einmal einen Vortragenden sagen. Das sollte bedeuten, daß hier die Natur eine Reaktion erzeugt, die unangenehm, lästig und letztlich sinnlos erscheint. Tatsächlich: Wallungen und Schweißausbrüche sind die Alarmmeldung des Organismus »zu wenig Östrogen!« Zwischenhirn und Hypophysenvorderlappen starten daher unter Ausschüttung großer Mengen von Gonadotropinen (FSH und LH) einen verzweifelten Versuch, die erschöpften Eierstöcke noch einmal zur Produktion von Östrogen anzuregen, aber alle Stimulierungsversuche sind vergeblich. Die Ovarialgewebe sind verbraucht, können also nicht mehr reagieren. Erst nach Jahren gibt die Hypophyse ihre erfolglosen Versuche endlich auf.

Da liegt es nahe, der Natur rasch unter die Arme zu greifen, die fehlenden Östrogene zuzuführen, damit also den Alarmzustand zu beenden und das gestörte Gleichgewicht des Nervensystems und die Harmonie der Hormone wiederherzustellen.

Der Organismus reagiert dankbar auf die Hilfe der von außen zugeführten Östrogene. In wenigen Tagen sind die Beschwerden, die Leistungsfähigkeit und Schlaf beeinträchtigen, behoben. Das Nervensystem ist wieder im Gleichgewicht. Die Hypophysenhormone pendeln sich wieder auf die Normallage ein.

Die Erfolgsrate in der Beseitigung der Beschwerden durch Östrogene liegt nahe bei 100 Prozent. Sollte der Erfolg nicht innerhalb weniger Wochen eintreten, so muß die Dosis erhöht werden. Bleibt auch danach der Erfolg aus, so liegt eine andere Ursache für Wallungen und Schwitzen vor, vielleicht eine Schilddrüsenfunktionsstörung, eine Nervenstörung, eine verborgene Depression oder eine Herz-Kreislauf-Erkrankung. Die Diagnose »Wechseljahrsbeschwerden« muß dann überprüft werden. Was man gegen Wallungen zusätzlich tun kann, wird auf Seite 85 f. ausführlich beschrieben.

Schlaflose Nächte sind unnötig

Einschlaf- und Durchschlafstörungen sind in den Wechseljahren häufig. Hauptursache ist das Ungleichgewicht des unwillkürlichen (vegetativen) Nervensystems, das als Folge des Östrogenmangels eintritt. Nicht selten wird aber der Schlaf auch durch nächtliche Hitzewallungen und Schweißausbrüche gestört. Vierzig bis sechzig Prozent der Frauen im Klimakterium klagen über eine verkürzte Schlafdauer mit zahlreichen Aufwachepisoden und frühzeitigem Erwachen. Sie können meist nicht wieder einschlafen und beginnen dann zu grübeln, haben trübe Gedanken und sehen überall unlösbare Probleme. Diese Art der Schlafstörung mit zu frühem Erwachen ist typisch für die klimakterische depressive Verstimmung, die je nach der Phase des Klimakteriums bei 25 bis 76 Prozent der Frauen in unterschiedlicher Stärke zu finden ist.

Die moderne Schlafforschung hat gezeigt, daß bei Östrogenmangel Tiefschlaf oder auch nur mitteltiefer Schlaf und Traumschlaf selten sind und daß die leichten, oberflächlichen Schlafphasen vorherrschen und immer wieder von Wachphasen unterbrochen werden. Unter Östrogeneinfluß kommt es zu rascherem Einschlafen und zu besserem Tiefschlaf, der auch von längerer Dauer ist und die solide Basis eines gesunden Schlafes darstellt. Der Traumschlaf nimmt unter Östrogenen ebenfalls zu. Die Aufwachepisoden werden seltener und sind, wenn sie überhaupt auftreten, sehr kurz. Die Wirkung stellt sich über eine Vermehrung der natürlichen schlaferzeugenden Substanzen (Serotonin, Endorphin) im Gehirn durch Östrogene ein.

Östrogene bewirken also, natürlich ohne selbst müde zu machen, eine qualitative und quantitative Verbesserung des Schlafes. Diese Verbesserung tritt in etwa 60 Prozent der Schlafstörungen in den Wechseljahren ein. Daß sie nicht hundertprozentig sein kann, leuchtet ein, wenn man die vielfältigen Ursachen der Schlafstörungen bedenkt.

Eine zusätzliche positive Beeinflussung der Störungen des Schlafs in den Wechseljahren kann dadurch erreicht werden, daß man das Östrogen oder die Östrogen-Gestagen-Kombination abends verabreicht, so daß die höchsten Hormonspiegel nachts auftreten. Auch das Gestagen wirkt übrigens leicht schlaffördernd.

Die klimakterische depressive Verstimmung

Die in den Wechseljahren gehäuft auftretende langdauernde und in Abständen von mehreren Monaten wiederkehrende Niedergeschlagenheit der Frau ist ein besonders schwerwiegendes Leiden, das Befinden und Lebensqualität tiefgreifend beeinflußt und das die seelische Grundstimmung, den Schlaf, die Entschlußfähigkeit, die Unternehmungslust, Zufriedenheit und Lebensfreude schwer beeinträchtigt.

Unter der Einnahme von Östrogenen werden Mutlosigkeit, Mißmut, Trauer und Ausweglosigkeit meist in wenigen Wochen gebessert (Tabelle unten). Bei nicht ausreichendem Erfolg nach acht Wochen sollten Sie mit dem Arzt besprechen, ob die Östrogendosis noch erhöht werden kann oder ob ein Zusatz von männlichem Hormon (Testosteron) in Frage kommt. Testosteron hilft besonders dann, wenn Gleichgültigkeit (Apathie) und Entschlußlosigkeit im Vordergrund stehen.

Besserung von depressiven Verstimmungen durch eine Östrogenbehandlung.
100 Patientinnen, nach drei- und sechsmonatiger Einnahme des Hormons. Angaben in Prozent

Stärke der Depression	vor Behandlung	Befinden nach 3	nach 6 Monaten
ausgeprägt	28	4	0
mittelschwer	22	14	12
leicht	50	38	28
keine	0	44	60

In einigen wenigen Fällen, wenn eine echte endogene Depression vorliegt, kommt man ohne zusätzliche antidepressive Medikamente nicht aus.

Nervöse Störungen können behoben werden

Nervosität, Reizbarkeit, Aggressivität, Müdigkeit, verminderte Aufmerksamkeit, Konzentrationsschwäche, Störungen der Merk- und Erinnerungsfähigkeit sowie ein Verlust der Lernfähigkeit treten manchmal als Folgen eines langdauernden Östrogenmangels auf. Das ist bei 40 bis 70 Prozent der Frauen in und nach den Wechseljahren nachweisbar.

Die Untersuchungen an Frauen in den Wechseljahren, die an den obengenannten Problemen leiden, zeigen, daß Östrogene diesbezüglich eine erstaunliche positiv ausgleichende Wirkung ausüben. Schon nach wenigen Wochen kehren Wachheit (Vigilanz), Aufmerksamkeit, Konzentrations- und Reaktionsfähigkeit sowie Erinnerungsvermögen (Kurzzeitgedächtnis) zurück. Die Lernfähigkeit wird wiederhergestellt. Auch die psychomotorische Geschicklichkeit, also die Harmonie von Absicht und zielgerichteter Bewegung (Feinmotorik) nimmt deutlich zu.

Diese günstigen Östrogenwirkungen treten auch bei Frauen im Alter von über 70 Jahren noch ein und halten über die Zeit der Östrogeneinnahme hinaus noch Monate an.

Also: Die Einschränkung der geistigen Fähigkeiten muß man nicht hinnehmen. Sie können etwas dagegen tun.

Nerven- und Geisteskrankheiten.
Erkrankungsgipfel im Klimakterium

Häufigkeits-, Behandlungsgipfel und Maximum der stationären Einweisung bei Nerven- und Geisteskrankheiten fallen bei Frauen in die Wechseljahre. Dies mag teilweise mit den psychischen Krisen in diesem Lebensabschnitt zusammenhängen, die hormonale Umstellung spielt aber zweifellos ebenfalls eine wichtige Rolle. Östrogene beeinflussen nämlich das Ansprechen bestimmter Anteile des Nervensystems auf Hirnhormone (z. B. Dopamin, Endorphine), die bei bestimmten echten Geisteskrankheiten eine wichtige Rolle spielen. Es wirkt dabei ähnlich wie bestimmte Medikamente, die bei Depressionen und bei Schizophrenie eingesetzt werden. Die Forscher des »Zentralinstituts für Seelische Gesundheit«, sind der Meinung, daß Östrogene die Schwelle für den Ausbruch einer Schizophrenie erhöhen, also in gewissem Umfang verhütend wirken, und daß in Zukunft eine Zusatztherapie und eine vorbeugende Behandlung mit Östrogenen Bedeutung erlangen könnte. Östradiol hilft auch, antidepressive Medikamente einzusparen.

Sensationell ist das Ergebnis US-amerikanischer und japanischer Forscher, daß Frauen, die in den Wechseljahren langzeitig Östrogene eingenommen haben, nicht von der Alzheimer-Erkrankung (Hirnleistungsschwäche, Altersschwachsinn) befallen werden. Offenbar haben Östrogene diesbezüglich eine vorbeugende Wirkung oder verschieben wenigstens den Beginn der Erkrankung in ein Alter, das meistens nicht mehr erlebt wird. Untersuchungen haben zudem gezeigt, daß bei bereits bestehender Alzheimer-Erkrankung die Symptome, wie Vergeßlichkeit, mangelndes Erinnerungsvermögen, Apathie und Orientierungsverlust, durch Östrogene wesentlich gebessert werden können.

Weitere Untersuchungen müssen diese Befunde, die vorläufigen Charakter haben, noch bestätigen und ausbauen.

Die Rückbildungserscheinungen an den Unterleibsorganen. Beeinflussung durch Östrogene

Die äußeren Geschlechtsteile der Frau schrumpfen durch den Östrogenmangel in und nach den Wechseljahren aufgrund verminderter Durchblutung, herabgesetzter Ernährung und Stoffwechselaktivität. Haut und Bindegewebe der kleinen und großen Schamlippen (Labien) werden dünn und schlaff. Das Epithel verliert seine Abwehrkraft, wird empfindlich, neigt zu Verletzungen, Entzündungen und Verhornungsstörungen. Die Folgen sind Jucken, Brennen, Wundsein. Entzündliche Komplikationen treten besonders häufig beim Zusammentreffen von Östrogenmangel und Zuckerkrankheit (Altersdiabetes) auf. Hauterkrankungen aufgrund von Verhornungsstörungen (Lichen sclerosis et atrophicus) kommen in den Wechseljahren gehäuft vor. Frauen mit den typischen weißlich verdickten Verhornungsstellen des Lichen leiden unter oft unerträglichem Brennen und Jucken. Die Beschwerden sind besonders unerträglich, wenn der Urin nicht gehalten werden kann (Harninkontinenz), wodurch die Patientin dann rasch wund wird.

Durch eine Behandlung mit Östrogenen werden Durchblutung, Stoffwechsel, Zellteilung und Abwehrkraft der Haut wieder normalisiert. Dadurch wird die Grundlage zur Heilung gelegt, die danach mit zusätzlichen entzündungshemmenden und pflegerischen Maßnahmen vollends erreicht wird. Am günstigsten ist eine örtliche Behandlung mit Östrogensalben. Beim Lichen sclerosus ist zusätzlich zur Östrogeneinnahme eine örtliche Behandlung mit dem männlichen Hormon Testosteron (2,5prozentige Salbe) nützlich. Beim Lichen ist daran zu denken, daß sich unter der Verhornung auch einmal ein Hautkrebs verstecken kann.

Die Scheide: wichtiges Zielorgan für Östrogene

Die Scheide ist unter Östrogenmangel nach der Menopause trocken. Im Laufe der folgenden Jahre wird die Scheidenwand verletzlich, neigt zu Entzündungen mit Ausfluß und örtlichen Blutungen. Geschlechtsverkehr wird dadurch häufig als unangenehm oder gar schmerzhaft empfunden, zumal das Scheidenrohr durch Schrumpfung enger und unelastisch wird.

Zur örtlichen Behandlung mit Östrogenen stehen Salben, Kugeln und Zäpfchen zur Verfügung, die rasch Abhilfe gegen die Veränderungen und die Beschwerden schaffen. Das

Häufigkeit von Scheidenentzündungen bei Frauen in der Postmenopause (55–75 Jahre alt).
Aus der Vorsorgesprechstunde einer Klinik, Vergleich Unbehandelter mit Östrogeneinnehmerinnen
2 mal 126 Patientinnen. Vorbeugende Wirkung der Östrogeneinnahme deutlich

Diagnose	ohne Östrogen Anzahl	mit Östrogen Anzahl
Scheidenentzündung	81	2
Bakterien vorhanden	96	12
Pilze	29	1
Andere Keime	17	2
Antibiotika erforderlich	37	3

Scheidenepithel erlangt wieder seine normale Dicke. Durch vermehrte Durchblutung, den erhöhten Zellumsatz und eine vermehrte Absonderung von Schleim aus dem Muttermund wird die Scheide wieder feucht. Die Abwehrkraft normalisiert sich. Die Beschwerden beim Verkehr verschwinden. Die Östrogenbehandlung schafft auch die Voraussetzungen zum Wiederauftreten der normalen Scheidenflora, nämlich der Doederleinschen Milchsäurebazillen. Sie stellen ein saures Milieu her, in dem Bakterien und Pilze sich nicht halten können.

Harnröhre und Blase

Infolge der durch den Östrogenmangel bedingten Atrophie auch in der Harnröhre kann es zum Vorfall der Harnröhrenschleimhaut kommen (Ektropium urethrae). Blutungen und entzündliche Reizung sind die Folge. Dieser unangenehme Befund bildet sich unter örtlicher oder oraler Östrogenanwendung innerhalb weniger Wochen zurück.

Die auch durch das Fehlen der Östrogene bedingte Rückbildung (Atrophie) der Blasenschleimhaut führt häufig zu

Blasenentzündungen. Das Wasserlassen ist dann schmerzhaft, es besteht andauernder quälender Harndrang (Reizblase). Wird die Blase nicht sofort entleert, kommt es zum unfreiwilligen Harnabgang. (»Dranginkontinenz«). Diese Störung der Blasenfunktion in den Wechseljahren spricht auf Östrogene besonders zuverlässig an. Die Östrogengabe sorgt ferner bei zusätzlichen Entzündungen durch Bakterien dafür, daß eine Antibiotikabehandlung sicher wirksam wird.

Frauen in der Postmenopause, die Östrogene einnehmen, haben viel seltener Harnröhren- und Blasenentzündungen oder andere Funktionsstörungen im Bereich der Harnorgane als Frauen, die keine Hormone erhalten. Bei Vorliegen von Harnröhren- und Blasenentzündungen, die auf atrophischen Veränderungen beruhen, ist Besserung und Beschwerdefreiheit von Brennen und häufigem, schmerzhaftem Wasserlassen durch Östrogene in wenigen Wochen zu erwarten.

Nach meiner Erfahrung haben manche Frauen mit den obengenannten Beschwerden oft schon einige Behandlungsversuche mit Antibiotika und allerlei anderen Medikamenten hinter sich, bis jemand endlich auf den Gedanken kommt, es mit Östrogenen zu versuchen und damit die eigentliche Ursache aller Leiden zu beseitigen.

Ist Östrogenmangel die Ursache, so tritt Heilung und Beschwerdefreiheit mit großer Sicherheit (in über 90 Prozent) ein. Die Einnahme von Östrogenen und die örtliche Behandlung mit Salbe und Zäpfchen ist gleicherweise erfolgreich.

Die sogenannte Belastungs- oder Streßinkontinenz beruht auf einer Scheidensenkung infolge Verlustes an Muskelkraft, Bindegewebsfestigkeit und Durchblutung im Bereich des Blasenverschlusses. Die Harninkontinenz tritt bei Betätigung der Bauchpresse ein. Leichte Formen der Harninkontinenz, bedingt durch Lachen, Husten, Niesen und Treppensteigen, lassen sich durch Östrogenanwendung in über 90 Prozent der Fälle beseitigen. Bei fortgeschritteneren Formen, beispielsweise bei Harnverlust im Stehen oder sogar im Liegen ohne Belastung, ist eine Operation erforderlich. Deren Ergebnisse werden aber durch eine Vor- und Nachbehandlung mit Östrogenen ebenfalls deutlich verbessert.

Östrogeneinnahme beseitigt die durch Hormonmangel bedingten Rückbildungserscheinungen an den Unterleibsorganen in und nach den Wechseljahren. Behandlungserfolge

Diagnose	Behandlungserfolg in Prozent Befund und Beschwerden		
	beseitigt	gebessert	unverändert
Verdünnung der Scheidenhaut mit Entzündung	84	16	0
Schrumpfung der Scheide mit Beschwerden beim Verkehr	69	22	9
Schrumpfung der äußeren Geschlechtsteile mit Juckreiz	62	27	11
Harnröhren- und Blasenentzündung Häufiges, schmerzhaftes Wasserlassen	57	39	4
Unwillkürlicher Urinabgang beim Husten	78	12	10

Mit dem Geschlechtsverkehr klappt es nicht mehr so recht

Eine trockene Scheide, Jucken, Brennen, Entzündungen, Senkung von Blase, Darm und Unterleibsorganen, Druck nach unten, Kreuzschmerzen, unfreiwilliger Harnabgang, dazu vielleicht Schlaflosigkeit und Depressionen, wie soll man, selbst wenn nur ein oder zwei Symptome vorliegen, da noch Lust auf geschlechtliche Kontakte haben? Natürlich gibt es auch Frauen, die ohne Beschwerden sind, aber bei 50 bis 70 Prozent der Frauen in den späten Wechseljahren treten mehrere dieser Beschwerden auf und machen den Betroffenen das Leben schwer. Beschwerdefreiheit oder Besserung der Symptome sind nach einer Östrogenbehandlung über einige Wochen mit einer hohen Sicherheit zu erwarten (siehe Tabelle oben). Nur bei sehr langdauerndem Östrogenmangel

167

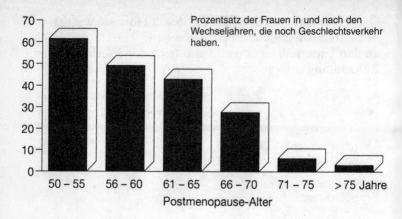

Prozentsatz der Frauen in und nach den Wechseljahren, die noch Geschlechtsverkehr haben.

Postmenopause-Alter

Häufiger auftretende Probleme beim Geschlechtsverkehr in und nach den Wechseljahren

Keine Lust wegen   Nervosität, depressiver Verstimmung, Schlaflosigkeit, allgemeiner Erschöpfung und Leistungsunfähigkeit

Krankheiten, die zu allgemeiner Schwäche führen, Knochen- und Gelenkserkrankungen (z. B. Unmöglichkeit, die Oberschenkel zu spreizen, Bandscheibenleiden, Wirbelbrüche)

Ungewollter Harnabgang (Weitstellung der Harnröhre, Verschlußschwäche)

Weite Scheide (Abnahme der Muskelkraft)

Schrumpfung der äußeren Geschlechtsteile und der Scheide. Verletzlichkeit. Blutungen, Schmerzen, Trockenheit der Scheide, verminderte Gleitfähigkeit. Verzögertes und vermindertes Feuchtwerden bei geschlechtlicher Erregung.

Verzögerte, teils empfindliche oder schmerzhafte Reaktion des Kitzlers (der Klitoris).

Fehlende Erweiterung der Scheide und schmerzhafte Zusammenziehungen der Gebärmutter beim Höhepunkt (Orgasmus).

Beschwerden oder psychologische Probleme nach Operationen am Unterleib und der Brust.

und besonders starken Beschwerden muß die Behandlung bis zum Erfolg über Monate hin fortgesetzt werden. Nicht immer ist es nötig, Tabletten, Spritzen oder Pflaster anzuwenden. Oft genügt die örtliche Einbringung von Salben oder Scheidenzäpfchen. Mit ein bis zwei Anwendungen pro Woche verhütet man Rückfälle.

Häufig liegen auch andere Ursachen für sexuelle Probleme vor, wie innere Erkrankungen (z. B. Entzündungen durch Zuckerkrankheit, Infektionen), seelische Probleme, Beziehungsstörungen oder Leistungseinschränkungen der Partner. Blutdrucksenkende und beruhigende Arzneimittel können die Sexualität erheblich dämpfen. In diesem Falle muß natürlich die Ursache beseitigt werden.

Die Haut zeigt das Alter an. Östrogene »verjüngen« die Haut

In gynäkologischen Lehrbüchern kann man lesen, daß Frauen, die die Wechseljahre lange hinter sich haben, wundersam verjüngt aussehen, wenn sie eine östrogenbildende Eierstocksgeschwulst in sich tragen. Die Haut wird rosig, besser durchblutet, die Falten vermindern sich. Das gleiche geschieht, wenn man Östrogene einnimmt. Die Zellen der oberen Hautschicht (Epidermis) teilen sich schneller; die dünn gewordene Haut gewinnt die alte Schichtung und die normale Dicke zurück; die Durchblutung nimmt zu, die Einlagerung von Aufbaueiweiß und die Wasserbindungsfähigkeit der Zellen (das Ziel der meisten kosmetischen Behandlungsmaßnahmen) verbessern sich erheblich. Die elastischen Substanzen (die Kollagene) werden vermehrt gebildet. Hautunreinheiten (Pickel) verschwinden. Hautärzte haben die günstigen Einflüsse einer Östrogeneinnahme objektiv erfassen können. Die erfreulichen Ergebnisse solcher Untersuchungen sind in den Tabellen auf S. 170 wiedergegeben.

Auch die Anhangsgebilde der Haut, die Kopfhaare und die Fingernägel, werden über Wachstum und Stoffwechsel nachweisbar gekräftigt.

Verlust der Eierstockshormone (hier nach Operation) führt zu einem Dünnerwerden der Haut. Östrogenzufuhr stellt die normale Dicke der Haut und ihre normale Stoffwechselfunktion wieder her, vermag sie sogar zu steigern.

Rauramo und Punnonen, 1973

Hautdicke in Millimetern (Epidermis)		
Vor der Menopause	Nach operativer Entfernung der Ovarien	Nach Östrogenen
48,9	42,0 = Abnahme	50,0 = Zunahme
Einlagerung von Eiweiß in die Hautzellen (Thymidinindex)		
Vor der Menopause	Nach operativer Entfernung der Ovarien	Nach Östrogenen
25,7	13,1 = Abnahme	38,3 = Zunahme

Alle Veränderungen sind statistisch hochgesichert

Einfluß einer Behandlung mit östrogenhaltiger Salbe im Gesicht. 175 Frauen, 50–75 Jahre alt. Behandlung 6 Monate

Brown, 1986

Stärke der Falten im Gesicht	Mit Östrogensalbe		Nur Salbengrundlage ohne Hormon als Kontrolle	
	vorher	nachher	vorher	nachher
beträchtlich	25	2	29	22
mäßig stark	36	34	62	63
gering	37	59	9	15
fast keine	0	5	0	0

Anzahl der Patientinnen 98

Bei der in den Wechseljahren häufigen Zunahme der Behaarung vom männlichen Typ an Oberlippe und Wangen ist die Verabfolgung von Östrogenen in Verbindung mit antiandrogen wirksamen Gestagenen erfolgreich.

Die Schleimhäute profitieren von Östrogenen

Unter einer Östrogenbehandlung wird die verminderte Durchblutung, die Atrophie, die Trockenheit, die Verletzlichkeit und die Neigung zu Entzündungen der Nasen- und Mundschleimhäute bei Frauen in der Postmenopause innerhalb weniger Wochen gebessert oder beseitigt, falls nicht noch wesentliche andere Ursachen vorliegen.

Der häufig geklagte Prothesendruck bei älteren Frauen wird meist rasch behoben, falls es keine anderen Ursachen gibt. Mehrere wissenschaftliche Arbeiten haben gezeigt, daß die trockene Horn- und Bindehautentzündung (Kerato-Conjunctivitis sicca) von Frauen nach den Wechseljahren auf Östrogene ausgezeichnet reagiert, ebenso die Verstopfung des Tränengangs am inneren Augenwinkel durch eingedickte Tränenflüssigkeit, wie sie bei älteren Frauen häufig vorkommt.

Wenn Knochen schwinden

Osteoporose bedeutet Knochenschwund, Minderung der Elastizität und Bruchfestigkeit der Knochen durch Verlust der Mineralsalze und der eiweißhaltigen Grundsubstanz. Die Osteoporose ist eine sehr häufige Erkrankung, die vor allem Frauen in und nach den Wechseljahren befällt. Sie geht einher mit chronischen Schmerzen, Leistungseinschränkung, Minderung der Lebensqualität und in vielen Fällen mit Invalidität und Pflegebedürftigkeit. Die Sterblichkeit nach Knochenbrüchen ist hoch.

Ursache dieser Postmenopausenosteoporose, die über 90 Prozent aller Osteoporosen ausmacht, ist ganz überwiegend der Östrogenmangel, der nach dem Aufhören der Eierstocktätigkeit eintritt. Östrogene sind ein Schutzfaktor für das Skelett. Sie hemmen normalerweise den Knochenabbau durch die Osteoklastenzellen. Der Knochenverlust unter Östrogenmangel beträgt ein bis drei Prozent im Jahr, in schweren Fällen bis zu 10 Prozent pro Jahr. Zuerst und am stärksten befal-

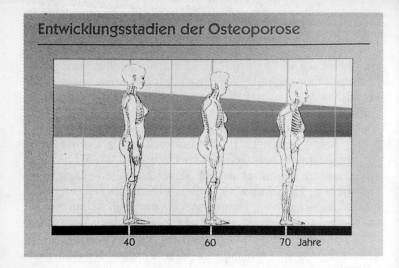

40   60   70 Jahre

len (von Entkalkung und Knochenbrüchen) ist die Wirbelsäule, danach sind es die Unterarme (Speiche = Radius) die Hüfte, Oberschenkel, Rippen und Becken.

Erhält die Frau, die Knochenmasse verliert, in dieser Situation Östrogene, so hört der Kalziumverlust durch Harn und Stuhl sogleich auf. Die zuvor negative Kalziumbilanz wird positiv, das heißt, es wird weniger Knochen abgebaut und entsprechend relativ mehr aufgebaut. Auch die Stoffwechselbefunde, die der Arzt zur Bestimmung des Verlustes an eiweißhaltigem Grundgerüst des Knochens (Kollagen) bestimmen kann, normalisieren sich (alkalische Phosphatase, Hydroxyprolin, Osteocalcin, Deoxypyrrolidin).

Mißt man den Mineralgehalt und die Knochendichte mit den gängigen Verfahren (siehe S. 175 und 179), so zeigt sich, daß der Knochenschwund unter der Östrogeneinnahme an allen Teilen des Skeletts in wenigen Monaten aufhört und danach innerhalb eines Jahres eine deutliche Zunahme der Knochendichte um mehrere Prozent eintritt.

Der beste Beweis für die sichere Wirksamkeit der Östrogeneinnahme ist natürlich die Abnahme oder das Aufhören der Knochenbrüche. Zahlreiche Untersuchungen haben be-

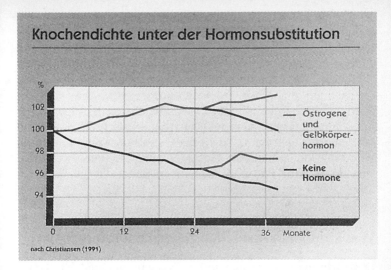

Knochendichte unter der Hormonsubstitution

Östrogene und Gelbkörperhormon

Keine Hormone

nach Christiansen (1991)

wiesen, daß die langzeitige Östrogeneinnahme in der Lage ist, die sonst zu erwartenden Knochenbrüche mit hoher Sicherheit zu verhüten. Die Wirkung ist dosisabhängig. Mit mittleren Dosen von Östrogenen (z. B. 0,6 mg konjugierten Östrogenen, 1 bis 2 mg Östradiol oder 4 mg Pflaster) werden Knochenbrüche in über 60 Prozent, in Dosen darüber zu über 90 Prozent verhindert.

Östrogene sind wirksamer als alle anderen bisher bekannten Mittel zur Verhütung der Osteoporose.

Die osteoporoseverhütende und Knochenbrüche verhin-

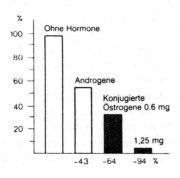

173

dernde Wirkung der Östrogene kann den betroffenen Frauen viele Schmerzen und menschliches Leid ersparen. Sie könnte bei breiterer Anwendung ihre Lebensqualität erhalten und zudem im Gesundheitswesen erhebliche Kosten einsparen.

Neuere Untersuchungen haben gezeigt, daß man mit Östrogenen nicht nur die Osteoporose verhüten, sondern auch erfolgreich behandeln kann. Die besten Erfolge erzielt man dabei mit einer kräftigen Östrogendosis (1,25 bis 2,5 mg konjugiertes Östrogen, 2 bis 4 mg Östradiol, 8 mg Pflaster) in Kombination mit einem Gestagen, insbesondere wenn die Einnahme ohne Pause in der vierten Behandlungswoche erfolgt.

Was kann man zusätzlich gegen Osteoporose tun?

Die Grundvoraussetzung jeder Vorbeugung und jeder Behandlung der Osteoporose ist die Zufuhr von ausreichend Kalzium mit der Nahrung (siehe S. 177–179) oder, wenn das nicht möglich ist, in Form von Tabletten. Die Frau in der Postmenopause benötigt mindestens 1,5 Gramm Kalzium pro Tag. Auch Vitamin D sollte in ausreichender Menge vorhanden sein, da es für die Aufnahme von Kalzium aus dem Darm und für den Einbau des Kalziums in den Knochen notwendig ist. Im Alter nach 50 benötigt man 400–1000 Internationale Einheiten Vitamin D pro Tag. In manchen Kalziumpräparaten ist es enthalten. Vermeiden Sie, eine höhere Menge Vitamin D einzunehmen. Dosen oberhalb des genannten Bereichs können schädlich sein.

Besonders wichtig für die Vorbeugung der Osteoporose ist ausreichende körperliche Bewegung, denn Muskeltätigkeit und Belastung des Skeletts fördern die Festigkeit des Knochens. Zur zusätzlichen Behandlung der Osteoporose ist eine heilgymnastisch überwachte Gymnastik nützlich. Alle unnötigen Schädigungen des Hormon- oder Knochenstoffwechsels, wie durch Alkohol und Nikotin, sind zu meiden, ebenso phosphatreiche Kost, zum Beispiel zu viel Fleisch, Süßigkeiten und Colagetränke.

Methoden der apparativen Messung von Knochendichte und Mineralgehalt

Methode	gebräuchliche Abkürzung	Meßort	Genauigkeit	Strahlenbelastung Kosten
Single-Photonen* Absorptiometrie	SPA	Unterarm	3–5 Prozent	gering kostengünstig
Doppel-Photonen Absorptiometrie	DPA	Wirbelsäule Schenkelhals Gesamtkörper	2–3 Prozent	gering kostengünstig
Doppel-Röntgen Absorptiometrie	DXA	Wirbelsäule Oberschenkel	1 Prozent	gering kostengünstig
Axiales quantitatives Computertomogramm **	aQCT	Wirbelsäule	2 Prozent	höher teurer
Peripheres quantitatives Computertomogramm	pQCT	Unterarm Wirbelsäule Unterschenkel Oberschenkel Gesamtkörper	0,3–1 Prozent	gering Kosten höher wissenschaftliche Fragestellungen Dreidimensionale Darstellung der Feinstruktur

* Photonen = radioaktive Teilchen
** Computertomogramm = Von einem Rechner gesteuerte Darstellung verschiedener Schnittebenen im Körper

Herabsetzung der Häufigkeit von Knochenbrüchen bei Postmenopause-Osteoporose durch Östrogene und Andragene (Anabolika)
Ohne Hormone: Frakturen als 100 Prozent angesetzt
Mit Androgenbehandlung: 43 Prozent Knochenbrüche weniger
Niedrigere Östrogendosis: 64 Prozent Knochenbrüche weniger
Höhere Östrogendosis: 94 Prozent Knochenbrüche weniger

Information über alle die Osteoporose betreffenden Fragen erhalten Sie von einem Facharzt für Orthopädie, ferner bei den örtlichen Osteoporose-Selbsthilfegruppen oder beim Kuratorium Knochengesundheit (siehe Anhang Seite 242).

Osteoporose – Vorbeugung

- ● Hormonsubstitution ✓
- ● körperliches Training ✓
- ● Vermeidung von Nikotin, Alkohol ✓
- ● calciumreiche Ernährung ✓

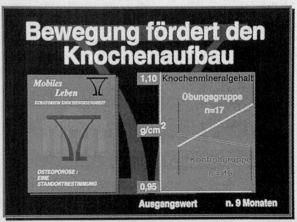

OSTEOPOROSE

PRÄVENTION (BEWEGUNG)

100 g ... enthalten	Kalzium in mg	Phosphat in mg	Kalorien in kcal
Milchprodukte			
Butter	13	21	775
Buttermilch	109	90	36
Camembert (30 % Fett i. Tr.)*	600	540	228
Emmentaler (45 % Fett i. Tr.)*	1020	636	401
Joghurt (aus Vollmilch)	120	92	71
Frischkäse (60 % Fett i. Tr.)*	79	137	341
Hartkäse (30 % Fett i. Tr.)*	800	570	266
Magerkäse (10 % Fett i. Tr.)*	125	266	138
Margarine	–	–	746
Milch (Vollmilch)	120	92	67
Quark			
– mager	92	160	78
– 20 % Fett i. Tr.	85	165	116
– 40 % Fett i. Tr.	95	187	167
Backwaren			
Brötchen	27	102	263
Knäckebrot	55	318	312
Roggenvollkornbrot	43	220	190
Weißbrot	58	89	247
Zwieback	42	120	387
Obst			
Äpfel	7	12	53
Apfelsine	42	23	44
Birnen	10	15	45
Erdbeeren	26	29	32
Grapefruit	18	17	41
Kirschen (süß)	17	20	58
Mandarinen	33	20	46
Pfirsiche	7	23	39
Pflaumen	14	18	52
Weintrauben	18	20	70
Gemüse			
Blumenkohl	20	54	23
Bohnen (weiß)	106	429	301
Grünkohl	212	87	29

* i.Tr. = in Trockenmasse
Aus Minne, H. W., Lauritzen, C. Osteoporose, dtv München 1995, Lizenzausgabe
von »Wenn Knochen schwinden«, G. Thieme, Stuttgart 1990, gleiche Autoren

100 g ... enthalten	Kalzium in mg	Phosphat in mg	Kalorien in kcal
Kartoffeln	10	50	70
Kohlrabi	68	50	25
Kopfsalat	37	33	10
Lauch	87	46	25
Linsen (gekocht)	23	130	90
Möhren	41	35	26
Rosenkohl	31	84	35
Sauerkraut	48	43	16
Spinat	126	55	14
Tomaten	14	26	17
Fleisch/Wurst			
Bratwurst	–	190	364
Dosenwürstchen	10	185	243
Fleischwurst	14	129	316
Hackfleisch (variierend)	3	205	111
Kalbfleisch, mager	13	198	101
Leber (Rinder-)	7	358	123
Leberwurst	41	154	446
Rindfleisch(-keule)	13	195	160
Salami	35	167	550
Schinken (gekocht)	15	136	216
Schinken (roh, geräuchert)	10	207	396
Schweinefleisch(-keule)	9	172	303
Geflügel			
Ente	11	187	243
Gans	12	184	364
Hähnchen	12	200	144
Fisch			
Heringsfilet in Tomatensauce	49	190	208
Karpfen	52	216	125
Lachs	13	266	217
Rotbarschfilet	22	201	114
Thunfisch	40	200	242
Getränke			
Bier, Vollbier hell	4	28	44
Orangensaft	11	15	48
Cola	4	15	44

100 g . . . enthalten	Kalzium in mg	Phosphat in mg	Kalorien in kcal
Sonstiges			
Haferflocken	54	391	371
Haselnüsse	226	333	678
Hühnerei (pro 100 g)	56	216	167
Marmelade (Erdbeer-)	10	10	234
Nudeln (roh)	27	191	354
Pommes frites (erhitzt)	20	105	267
Reis (gekocht)	3	36	90
Schokolade	214	242	550
Walnüsse	87	409	694
Quelle: Kuratorium Knochengesundheit			

Welche Verfahren der Knochendichtemessung gibt es?

Die Messung von Mineralgehalt und Dichte des Knochens kann mit Hilfe mehrerer Methoden erfolgen:

▶ Einzelphotonenstrahl-Messung (Single Photone Absorptiometry = SPA)
▶ Doppelphotonenstrahl-Messung (Double Photone Absorptiometry = DPA)
▶ Doppelstrahl-Messung mit Röntgen (DPX)
▶ Computertomographie (CT) mit verschiedensten Verbesserungen

Jedes Verfahren hat seine Vor- und Nachteile, auf die hier nicht im einzelnen eingegangen werden kann. Mehrfache Messungen, beispielsweise als Kontrollen, sollten möglichst mit der gleichen Methode und am gleichen Institut vorgenommen werden.

Mit dem üblichen Röntgenbild ist ein Verlust an Knochensubstanz erst nachweisbar, wenn er etwa 40 Prozent beträgt, also wenn eine Osteoporose bereits sehr weit fortgeschritten ist. Es wurden daher die oben genannten Verfahren ausgearbeitet, die an Wirbelsäule, Unterarm und Oberschenkelhals (den am häufigsten von Osteoporose und Knochenbrüchen befallenen Skeletteilen) die Abnahme des Mineralgehalts (gemessen als Knochendichte) mit wesentlich höherer Empfindlichkeit und Genauigkeit zu messen vermögen.

Das technische Prinzip der Photonenverfahren beruht darauf, daß radioaktive Strahlung (mit sehr geringer Belastung für den Organismus) durch den betreffenden Körperteil geschickt wird. Beim Durchgang durch Muskel, Fett, Bindegewebe und Knochen wird die Strahlung abgeschwächt, und zwar durch Knochen stärker als durch die anderen Gewebe. Es kommt also im Knochenbereich wesentlich weniger Strahlung zum Meßgerät als aus Muskel, Fett und Bindegewebe, die den Knochen umgeben. Dieser Unterschied wird gemessen und die Schwächung des Strahls im anderen Gewebe noch gegen diejenige am Knochengewebe verrechnet. Hierdurch erhält man die wirkliche Knochendichte. Große Unterschiede der Strahlenabschwächung entstehen bei hoher Knochendichte, geringe bei niedriger Knochendichte.

Als Strahlenquelle dienen natürliche strahlende Elemente wie Jod oder Gadolinium, neuerdings auch Röntgenröhren.

Computertomographiegeräte erlauben genaue Messungen der Knochendichte und zusätzlich der Feinstruktur, und zwar in drei Dimensionen sogar im Bereich einzelner Knochen, wie z. B. im Inneren des Wirbelkörpers. Die Knochendichte kann von den modernen Geräten mit hoher Genauigkeit angegeben werden. Die erhaltenen Werte werden mit Normalwerten verglichen, die an einer größeren repräsentativen Bevölkerungsgruppe erhoben wurden. Die Minderung oder die Abnahme und Zunahme der Werte wird in Prozent des Normalwerts angegeben.

Die Festlegung einer Knochenbruchgrenze beruht auf Erfahrungswerten und wird meist bei über 30 Prozent Verlust an Mineralgehalt angesetzt.

Methoden ohne Strahlenbelastung, wie Ultraschall und magnetische nukleare Resonanz (MNR = Kernspintomographie), werden erprobt, aber gegenwärtig nur als Zusatzverfahren bei der Abklärung unsicherer Befunde benutzt.

Wann sind Knochendichtemessungen angezeigt?

Der Verdacht auf eine Osteoporose beruht auf der Vorgeschichte (z. B. Schmerzen) und dem Befund (z. B. örtliche Schmerzangabe, Verkrümmung (= Kyphose) der Wirbelsäule, Kleinerwerden). Sind solche Angaben oder Krankheitszeichen vorhanden, so wird man eine Knochendichtebestimmung vornehmen lassen. Eine Messung ist ferner angezeigt bei vorzeitigem Verlust der Eierstöcke (Operation) oder Aufhören ihrer Funktion (verfrühte Wechseljahre = Menopause praecox) und bei Frauen in den Wechseljahren, die keine Östrogene erhalten haben, in deren Familie aber eine Osteoporose vorgekommen ist. Schließlich wird der Arzt eine Knochendichtemessung vorschlagen, wenn eine Gefährdung für Osteoporose vorliegt, insbesondere bei bestimmten Erkrankungen und nach langzeitiger Einnahme osteoporosefördernder Medikamente (Cortison, Thyroxin, Heparin). Auch zur Kontrolle eines Behandlungserfolges bei Einnahme von Östrogenen oder anderen Therapiemaßnahmen kann eine Knochendichtemessung nützlich sein. Zur Verlaufsbeurteilung einer Osteoporose ist eine Wiederholung im Jahresabstand zu empfehlen.

Die alleinige Knochendichtemessung sichert noch nicht die Diagnose. Meist sind einige zusätzliche Bestimmungen von Produkten des Knochenstoffwechsels erforderlich, um die Diagnose zu bestätigen oder sie gegen andere Knochenerkrankungen abzugrenzen.

Wann sind Hormonbestimmungen angezeigt?

Wenn eine Frau im Alter um 50 Jahre in die Sprechstunde des Arztes kommt und angibt, daß ihre Blutung unregelmäßig geworden oder ausgeblieben sei, und sie über die typischen Wechseljahrsbeschwerden (Hitzewallungen und Schweißausbrüche) klagt, so benötigt man keine Hormonbestimmung, um die Diagnose »Wechseljahre« zu stellen. Das gleiche gilt, wenn eine Rückbildung (Atrophie) der Scheide vorliegt, die übrigens auch an den Zellen des Scheidenabstrichs erkennbar ist. Neuerdings kann man übrigens die Östrogenwirkung auch an der Höhe der Gebärmutterschleimhaut (Endometrium) erkennen, die sich mit Hilfe des Ultraschalls messen läßt.

Anders ist es, wenn die Gebärmutter entfernt wurde. Dann kann man sich am Vorhandensein oder Fehlen der Blutungen und an der Höhe des Endometriums nicht orientieren.

Auch bei einem vorzeitigen Einsetzen der Wechseljahre (vor dem 45. Lebensjahr) benötigt man manchmal eine Östradiolbestimmung, um zu einer klaren Beurteilung zu kommen, ob nicht vielleicht nur eine vorübergehende Störung des Zyklus vorliegt.

Östrogenbestimmungen sind auch wertvoll zur Entscheidung der Frage, ob noch eine Empfängnisverhütung nötig ist (siehe Seite 36).

Wurde eine Osteoporose festgestellt und ist die Ursache nicht geklärt, so kann die Östradiolbestimmung helfen, die Diagnose einer durch Östrogenmangel bedingten Osteoporose zu sichern.

Liegen die Östradiolwerte über 60 pg (Picogramm) pro Milliliter, so ist eine Hormonbehandlung nicht erforderlich. Dieser Östradiolspiegel reicht aus, um Östrogenmangelerscheinungen zu verhindern und das Eintreten einer Osteoporose zu verhüten.

Es muß dementsprechend auch das Ziel der Behandlung mit Östrogenen sein, Werte über 60 pg/ml Blut zu erreichen. Der optimale Bereich für die Vorbeugung und Behandlung aller durch Östrogenmangel bedingten Störungen liegt zwischen 60 und 200 pg Östradiol pro ml Blut.

Tritt während einer Behandlung mit Östrogenen keine Besserung der klimakterischen Beschwerden ein, so kann eine Bestimmung des Östradiol zeigen, ob ausreichende Östradiolblutspiegel (über 60 pg) vorliegen. Zu niedrige Werte könnten auch anzeigen, daß das Östrogen-Präparat nicht regelmäßig genommen wurde.

Bei Klagen über Nebenwirkungen während einer Östrogeneinnahme kann die Vermutung, daß der Östradiolspiegel möglicherweise zu hoch sei (über 200 pg/ml), durch eine Östradiolbestimmung erhärtet oder widerlegt werden.

Bei der Benutzung des Pflasters kann man mit Hilfe einer Östradiolbestimmung überprüfen, ob das Pflaster richtig aufgeklebt wurde und ob die ausreichende Aufnahme durch die Haut gewährleistet ist.

Werden konjugierte Östrogene eingenommen, so ist das hauptsächliche Östrogen nicht Östradiol, sondern Östron. Es sollte also Östron bestimmt werden. Östron sollte wie Östradiol ebenfalls über 60 pg/ml liegen.

Die Bestimmung des Hypophysenvorderlappen-Hormons FSH (Follikelstimulierendes Hormon) zeigt (bei Erhöhung des Wertes über 30 Milli-Internationalen Einheiten oder mehr als 1700 Nanogramm) ebenfalls an, daß die Wechseljahre bereits eingetreten sind. Eine Empfängnisverhütung ist dann meist nicht mehr erforderlich, eine Östrogenbehandlung in Betracht zu ziehen.

Eine Unterfunktion der Schilddrüse kann Beschwerden machen, die den Wechseljahrsbeschwerden sehr ähnlich sind. Schlägt eine Östrogenbehandlung nicht an, so empfiehlt es sich, die Werte für Schilddrüsenhormone zu überprüfen.

Bei Vorliegen von männlicher Behaarung sollten männliche Hormone (Testosteron, Androstendion und Dehydroepiandrosteron) bestimmt werden. Testosteron und Androstendion werden hauptsächlich von den Eierstöcken, Dehydroepiandrosteron wird von den Nebennierenrinden gebildet. Der Arzt kann also aus den Werten erkennen, welches Organ die vermehrten männlichen Hormone bildet und wo dementsprechend seine Behandlung ansetzen muß.

Klimakterische Gelenkbeschwerden

Bei etwa 20 Prozent der Frauen in den Wechseljahren treten rheumaähnliche Beschwerden in den Finger- und Handgelenken, seltener in den Kniegelenken auf. Sie sind in der nahen Umgebung der Gelenke am stärksten. Es handelt sich wahrscheinlich um eine durch Hormonmangel verursache Störung im Stoffwechsel des Gelenkknorpels sowie der umgebenden Muskel- und Bindegewebe.

Nach Verabfolgung von Östrogen verschwinden diese Beschwerden meist innerhalb weniger Wochen.

Östrogeneinnahme und Gewichtsverhalten

In und nach den Wechseljahren nehmen etwa 60 Prozent der Frauen mehr als 5 Kilogramm an Gewicht zu. Diese Gewichtszunahme beruht auf einer Stoffwechselumstellung nach dem Verlust der Eierstockshormone. Wegen des Östrogenmangels und der verbliebenen männlichen Hormone ändert sich häufig die Fettverteilung vom weiblichen zum männlichen Fettverteilungstyp hin (Bauchfettsucht), die eine besondere Gefährdung für Stoffwechselerkrankungen (z. B. Zuckerkrankheit), Herzinfarkt und Krebs mit sich bringt.

Die Sorge vieler Frauen, daß sie durch eine Östrogeneinnahme an Gewicht zunehmen könnten, ist nach den sehr zahlreich vorliegenden Untersuchungen unbegründet. Tatsächlich steigt das Gewicht von Frauen, die Östrogene einnehmen, im Durchschnitt seltener und weniger an als das unbehandelter Frauen in den Wechseljahren.

60 Prozent der östrogenbehandelten Frauen zeigen keine Gewichtszunahme, 25 Prozent weisen sogar eine Gewichtsabnahme auf.

Dennoch gibt es zweifellos Frauen, die während der Einnahme von Östrogenen und Gestagenen an Gewicht zunehmen (5 bis 15 Prozent). Dies sind aber nur Einzelfälle. Die Analyse dieser Fälle ergibt, daß es sich um Frauen handelt, die auch schon früher immer Gewichtsprobleme hatten. Nur im Anfang der Behandlung kann bei 10 bis 30 Prozent der Einnehmerinnen eine leichte Gewichtszunahme auftreten, die überwiegend auf einer vermehrten Wassereinlagerung beruht. Diese ist aber erwünscht, da der alternde Organismus an Wasser verliert. Ist die Wassereinlagerung so stark, daß Ödeme auftreten, so liegt die Östrogen-Gestagendosis zu hoch und muß herabgesetzt werden. Der Körper gleicht dieses Anfangsproblem allerdings sowieso selbst rasch aus.

Östrogene selbst bewirken keine Zunahme des Gewichts. Es ist jedoch gut verständlich, daß Frauen, denen es nach einer Hormonbehandlung viel besser geht, auch gerne mehr essen. Der Appetit ist wieder da. Einige wenige Frauen essen sicherlich auch mehr aus Frust, der auf verschiedenen anderen Problemen in den Wechseljahren beruht. Alles ist demnach überwiegend eine Frage der Kalorienzufuhr. Den Hormonen wird oft zu gerne die Schuld zugeschoben, um selbst kein schlechtes Gewissen haben zu müssen.

Die Behandlung einer Gewichtszunahme unter einer Östrogen-Gestagensubstitution besteht demnach in einer Beschränkung der Kalorienzufuhr, insbesondere von Kohlenhydraten und Fetten.

Das natürliche Progesteron hat keinen direkten Einfluß auf die Gewichtsentwicklung. Es steigert die Wasserausscheidung. Die künstlichen Gestagene, insbesondere die Nortestosterone (die sich vom männlichen Hormon ableiten), können die Wassereinlagerung im Körper begünstigen und den Appetit in geringem Umfang steigern. Bei Frauen,

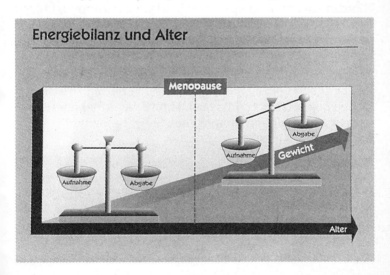

Energiebilanz und Alter

die zu einer Gewichtszunahme neigen, wird der Arzt das berücksichtigen, also Gestagenpräparate geben, die sich vom natürlichen Progesteron ableiten und vielleicht auch eine niedrigere Östrogendosis verordnen.

Östrogeneinnahme und Blutdruck

Der Blutdruck steigt bei Frauen und Männern altersbedingt an. Dadurch nimmt die Gefährdung für Erkrankungen der Herzkranzgefäße (Herzinfarkt) und der Gefäße im Gehirn (Schlaganfall) zu.

Bei Frauen mit starken Wechseljahresbeschwerden ist der Blutdruck meist ebenfalls höher als bei Vergleichspersonen ohne oder mit nur leichten Beschwerden. Dies liegt daran, daß Östrogene eine Entspannung der Blutgefäße begünstigen und sich bei Östrogenmangel die Gefäße verengen und das Blut schlechter fließt. Bei jeder Hitzewallung tritt eine kurzdauernde Blutdruckerhöhung durch eine Gefäßverengung auf, ehe sich die Gefäße beim anschließenden Schweißausbruch wieder erweitern.

Natürliche konjugierte Östrogene sowie Östradiol, Östron und Östriol in den empfohlenen Dosen steigern den Blutdruck nicht, sondern senken ihn eher, insbesondere den systo-

Systolischer und diastolischer Blutdruck, Kriterien: RR normal (< 140/90) oder erhöht (> 140/90). Vergleich zwischen postmenopausalen Frauen nach natürlicher Menopause mit Frauen nach Oophorektomie ohne Substitution und solchen unter Östrogensubstitution

Systolischer-diastolischer Blutdruck	Natürliche Menopause ohne Östrogene N = 85	Nach Oophorektomie ohne Östrogene N = 36	Unter Östrogensubstitution N = 90
RR normal	80,5 Prozent	71,0 Prozent	92,3 Prozent
RR erhöht	19,5 Prozent	29,0 Prozent	7,7 Prozent

lischen Anteil (Phase der Zusammenziehung des Herzmus-kels). Die Grenze der Erhöhung des Blutdrucks über die Norm liegt im klimakterischen Alter bei 140/90. Dabei ist 140 der systolische Wert, 90 der diastolische (in der Phase der Er-schlaffung des Herzens).

Nur in vereinzelten Fällen können orale Östrogene in Ta-bletten höherer Dosierung den Blutdruck gering erhöhen, wenn die innere Selbstregulierung des Blutdrucks infolge einer angeborenen oder erworbenen Störung nicht funktio-niert. In diesem Fall wird der Arzt, da die blutdruckerhöhen-den Stoffe teilweise in der Leber gebildet werden, Östrogen-Pflaster verordnen. Diese üben auf die Leber nämlich keinerlei Einfluß aus, da sie die Leberpassage (aufgrund ihrer direkten Aufnahme durch die Haut) umgehen. Das gleiche gilt für Spritzen und Salben.

Ein schon bestehender erhöhter Blutdruck ist keine Ge-genanzeige bei der Verordnung von Östrogenen oder Gesta-genen. Die meisten Gestagene wirken in nicht zu hohen Do-sen übrigens ebenfalls blutdrucksenkend. Tritt unter einer Substitution mit Östrogenen-Gestagenen eine Blutdrucker-höhung ein, so ist diese mit hoher Wahrscheinlichkeit nicht durch die Hormone bedingt. Diese brauchen daher nicht ab-gesetzt zu werden. Oft genügt schon eine Minderung der Kochsalzzufuhr oder eine Nahrungseinschränkung (Reis-oder Obsttag) und eine Gewichtsabnahme, um den Blutdruck zu normalisieren. Eine Kombination des Östrogens mit blut-drucksenkenden Mitteln ist ebenfalls möglich.

Arterienverkalkung, Herzinfarkt und Hirnblutung. Verhütung ist möglich

Arterienverkalkung mit ihren Folgeerkrankungen Herzin-farkt und Schlaganfall sind die wichtigsten und häufigsten Erkrankungen und die Haupttodesursache bei Frauen nach den Wechseljahren. Über die Hälfte aller Frauen in dieser Altersgruppe sterben an den obengenannten Herz-Kreis-lauf-Erkrankungen, und zwar meist vorzeitig, vor Erreichen des Alters ihrer mittleren Lebenserwartung. Kalorische Überernährung (tierische Fette und Kohlenhydrate im Übermaß), Übergewicht, hohes Cholesterin und erhöhter Blutdruck sind Risikofaktoren, die vermieden oder bekämpft werden müssen, um die Atherosklerose und ihre Folgeerkrankungen zu verhüten. Die Medizin hat eine ganze Reihe von Medikamenten entwickelt, die der Bekämpfung der Arterienverkalkung dienen. Wirksamer als alle sind die Östrogene als natürliche Schutzfaktoren der Blutgefäße.

Da die Östrogene nach der Menopause fehlen und dadurch die arteriosklerotischen Erkrankungen beträchtlich zunehmen, ist es sinnvoll, die fehlenden Östrogene in der dritten Lebensphase durch Zufuhr von außen zu ersetzen.

Die in großer Anzahl vorliegenden Untersuchungen zur Wirkung einer langzeitigen Östrogenverabfolgung zeigen, daß die so behandelten Frauen um mehr als 50 Prozent seltener an Herzinfarkt erkranken und, wenn sie daran erkranken, auch zu 50 Prozent seltener sterben als unbehandelte Frauen unter gleichen Umständen. Dieselben Verhütungsprozente für Erkrankungshäufigkeit und Sterblichkeit gelten für den Schlaganfall (siehe S. 208).

Allein infolge der Verhütung von Herzinfarkt und Schlaganfall durch Östrogene gelingt es, 6000 Todesfälle pro 100 000

Bedeutung der Cholesterinwerte im Blut bei Frauen in den Wechseljahren. Werte in mg/dl

Gesamt-Cholesterin	normal	Grenzbereich	ungünstig
Gesamt-Cholesterin	< 200	200–300	> 300
HDL-Cholesterin	> 65	45– 65	< 45
LDL-Cholesterin	< 150	150–190	> 190
Triglyzeride	< 150	150–200	> 200

HDL = Hoch-Dichte Lipoproteine. Je höher, desto günstiger
LDL = Low = Niedrig-Dichte Lipoproteine. Je niedriger, desto besser
Bei ungünstigen Werten Behandlung zu empfehlen!

Frauen pro Jahr in der Altersgruppe über 50 Jahre zu verhindern.

Man muß sich einmal klar machen, was es bedeutet, wenn ein Mensch vor dem schlimmen Schicksal von Herzinfarkt und Hirnblutung bewahrt werden kann. Eine Erkrankte wird, wenn sie überlebt, in ständiger Angst vor einer Wiederholung des Anfalls, das heißt mit dem Tod vor Augen leben. Sie wird ihr gesamtes Leben ändern. Nach einem Schlaganfall kann die Betroffene vielleicht nicht mehr sprechen, muß im Rollstuhl sitzen oder wird bettlägerig sein und kann ihre einfachsten körperlichen Funktionen nicht mehr beherrschen. Sie wird pflegebedürftig und ständig auf fremde Hilfe angewiesen sein. Das schlimmste ist aber, daß sich ihr Wesen durch den Funktionsverlust des Gehirns bis zur Unkenntlichkeit verändern wird, so daß die Angehörigen die frühere Persönlichkeit überhaupt nicht mehr zu erkennen vermögen.

Weil dies die Tatsachen sind, ist es wichtig und eigentlich das Recht jeder Frau, die in die Wechseljahre eintritt, diese Gefahren und die günstige Wirkung der Östrogene zu kennen, um aus dieser Information heraus die richtige Entscheidung treffen zu können: Östrogene: Ja oder nein?

Risiko für Frauen im Alter zwischen 50 und 90 Jahren, an einigen häufigen und spezischen Todesursachen zu sterben

	Anteil an der Gesamtsterblichkeit in Prozent
Erkrankungen der Herzkranzgefäße	31,0
Hirnblutungen	12,0
Osteoporosefolgen	7,0
Brustkrebs	2,8
Endometriumkarzinom	1,0
Kollumkarzinom	0,4
Ovarialkarzinom	0,2

Auf welche Weise wirken Östrogene gegen Arterienverkalkung?

Etwa 40 Prozent der arterioskleroseverhütenden Wirkung der Östrogene beruht auf ihrem Einfluß auf die Lipoproteine des Blutes, vor allem auf das Cholesterin und seine Untergruppen. Östrogene bewirken ein Absinken des durch Östrogenmangel in der Postmenopause angestiegenen LDL (die ungünstig wirkenden Lipoproteine niedriger Dichte), welche das Cholesterin nach der Nahrungsaufnahme von der Leber in die Blutgefäße des Organismus tragen und dort in schadhaften Gefäßwänden ablagern. Gleichzeitig erhöhen sie den Spiegel des HDL (die günstigen Lipoproteine hoher Dichte), welche das Cholesterin zur Ausscheidung über Leber und Galle zurücktransportieren.

Östrogene verhindern auch die Oxidation (Sauerstoffanlagerung) des LDL, das besonders stoffwechselschädlich und arterioskleroseförderdnd ist. Östrogene verhindern ferner die Bildung der Radikale, sehr aktiver, die Zellwände schädigender Substanzen.

Die direkte Wirkung der Östrogene auf die Blutgefäße – im Sinne einer Durchblutungssteigerung in allen Organen, der Verbesserung des Blutflusses und der Senkung des Blutdrucks – wirkt zusätzlich arterioskleroseverhütend, ebenso die hemmende Wirkung der Östrogene auf die Zusammenballung der Gerinnungskörperchen (Thrombozyten), die bei der Thromboseentstehung im Rahmen der Arteriosklerose eine wichtige Rolle spielen.

Die Thrombosegefahr wird durch natürliche Östrogene nicht erhöht

Gelegentlich hört man die Ansicht, daß Östrogene die Thrombosegefahr (Bildung eines Blutgerinnsels in den Adern) erhöhen. Das ist nicht richtig. Leider steht es noch auf den Beipackzetteln, und der Arzt liest es auch immer noch in manchen Lehrbüchern. Die Forschung des letzten Jahrzehnts hat aber gezeigt, daß die Fakten gerade in entgegengesetzte Richtung weisen.

Richtig ist, daß das künstliche Östrogen (Ethinylestradiol) in der höher dosierten empfängnisverhütenden Pille bei Vorliegen von Risikofaktoren (z. B. Rauchen) die Thrombosehäufigkeit erhöht. Die Pille ist aber etwas ganz anderes als die Substitution mit natürlichen Hormonen, wie sie in bedarfsangepaßter Dosierung während der Wechseljahre verordnet werden. Beides gleichzusetzen ist falsch.

Die natürlichen Östrogene, so wie man sie in den Wechseljahren einnimmt, erhöhen nämlich die Thrombosegefahr nicht. Sie wirken sogar thrombosehemmend, da sie die Zusammenballung der Thrombosezellen (Thrombozyten) verhindern, die Fließeigenschaften des Blutes verbessern und die Blutgefäße erweitern.

Die Tabelle unten liefert Ihnen den Beweis, daß Östrogene weder die Thrombosehäufigkeit, noch die Komplikation Lungenembolie, also die Verschleppung des Blutgerinnsels auf dem Blutwege, fördern.

Auch bei vorausgegangener Thrombose oder Lungenembolie erhöht die Einnahme natürlicher Östrogene in Substitutionsdosen die Gefahr eines Wiederauftretens dieser Erkrankungen nicht. Eine voraufgegangene Thrombose ist, wenn sie mindestens ein halbes Jahr zurückliegt, auch keine Gegenan-

Häufigkeit von Venenerkrankungen unter einer langzeitigen Östrogen-Gestagen-Einnahme von Frauen in der Postmenopause im Vergleich mit unbehandelten Frauen gleichen Alters. 817 Frauen. Kontrolle über 22 Jahre

Lauritzen, 1981

Art der Erkrankung	Erkrankte in Prozent		Statistik
	Östrogene	keine Östrogene	
Venenentzündung	3,1	5,0	Keine
Tiefe Thrombose	2,6	1,7	Unterschiede
Lungenembolie	0,7	1,1	nachweisbar

zeige (Kontraindikation) gegen die Einnahme von Östrogenen und Gestagenen.

Zunahme der bösartigen Geschwülste in den Wechseljahren

Im Alter über 50 Jahre kommt es zu einem Anstieg aller bösartigen Geschwülste (maligne Tumore) im Bereich des Unterleibs und der Brust. Die häufigste bösartige Geschwulst ist
der Brustkrebs (Mammakarzinom). Er tritt am häufigsten
zwischen dem 50. und 60. Lebensjahr, und zwar bei etwa fünf
Prozent aller Frauen auf. Mit steigendem Alter nimmt er an
Häufigkeit zu. Jede zehnte Frau erkrankt an Brustkrebs. Der
zweithäufigste Tumor ist der Gebärmutterhalskrebs (das Kollumkarzinom). Es folgt das Gebärmutterschleimhaut- (Endometrium, Corpus), das Eierstocks-, das Schamlippen-
(Vulva), das Scheiden- (Vagina) und das Eileiter- (Tuben)
Karzinom. Die Unterleibskrebse haben alle ihren Häufig-
keitsgipfel im Alter zwischen 50 und 70 Jahren.
  Es fällt auf, daß die Entwicklung der Krebserkrankungen

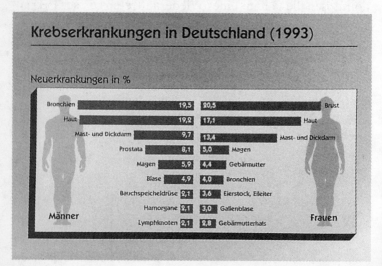

Krebserkrankungen in Deutschland (1993)

Neuerkrankungen in %

Männer		Frauen	
Bronchien	19,5	20,5	Brust
Haut	19,2	17,1	Haut
Mast- und Dickdarm	9,7	13,4	Mast- und Dickdarm
Prostata	8,1	5,0	Magen
Magen	5,9	4,4	Gebärmutter
Blase	4,9	4,0	Bronchien
Bauchspeicheldrüse	2,1	3,6	Eierstock, Eileiter
Harnorgane	2,1	3,0	Gallenblase
Lymphknoten	2,1	2,8	Gebärmutterhals

meist in der Zeit in und nach den Wechseljahren beginnt, also in einer Phase des Hormonmangels. Allerdings benötigen manche Krebse für ihre Entstehung und Entwicklung 10 bis 20 Jahre. Untersuchungen zur Frage der Krebsursachen haben ergeben, daß bei einseitiger Östrogenwirkung das Fehlen des Gelbkörperhormons in den Jahren vor der Menopause offenbar eine Rolle in der Förderung der Krebsentstehung spielt. Daraus sind zwei Schlußfolgerungen zu ziehen: Alle langfristigeren Störungen des Zyklus während der Geschlechtsreife, bei denen ein Gelbkörperhormonmangel besteht, sollten konsequent mit Gelbkörperhormonzufuhr behandelt werden, und im Alter ab 50 sind Vorsorgeuntersuchungen besonders wichtig.

X. Ängste der Patientinnen.
Häufig, aber meist unbegründet

Das Krebsproblem.
Verhütung ist möglich

Aus meiner Sprechstundenerfahrung weiß ich, daß viele Frauen im klimakterischen Alter tiefliegende Ängste haben, die vor allem eine mögliche Krebserkrankung betreffen. Manche Patientinnen befürchten, daß Östrogene ihnen in dieser Hinsicht schaden könnten. Tatsächlich nimmt das Risiko, an Krebs zu erkranken, mit dem Alter zu. Die offenbar schwer ausrottbare Falschinformation, daß Östrogene Krebs bewirken, beruht auf älteren Untersuchungen am Menschen, aber auch an Tieren, die unter völlig anomalen Bedingungen, oft mit sehr hohen Dosen unnatürlicher Östrogene durchgeführt wurden, die weder bei Menschen noch bei Tieren vorkommen (z. B. Stilbestrol). Auch das, was man über die empfängnisverhütende Pille (mit ihrem künstlichen Östrogen, Ethinylestradiol) an negativen Nachrichten hört, wird ganz unberechtigt auf die Behandlung mit natürlichen Östrogenen in den Wechseljahren übertragen. Dies führt dann leider zu völlig falschen Schlußfolgerungen.

Es soll daher an dieser Stelle noch einmal ganz eindeutig festgestellt werden, daß Östrogene nicht krebserzeugend wirken.

In den Wechseljahren werden natürliche, in der Pille aber künstliche Hormone verwendet, die in der Natur nicht vorkommen. In der Pille sind vergleichsweise hohe Dosen enthalten, da man die Hirnanhangdrüse und die Eierstöcke »lahmlegen« will, das heißt, daß vor allem der Eisprung verhindert werden soll. In den Wechseljahren ersetzt man dagegen genau das Hormon, das fehlt, auf möglichst natürliche Weise. Beide Verfahren sind überhaupt nicht miteinander vergleichbar.

Für die Krebserkrankung sind viele Ursachen entscheidend, nämlich solche, die in der Erbmasse liegen (genetisch, familiär), krebserzeugende Krankheitserreger (Viren), chronisch entzündliche Reize, Umweltgifte, Ernährungschäden (zu viele Kalorien, Übermaß an tierischen Fetten), keine oder zu spät eintretende und zu wenige Schwangerschaften, kein oder unzureichendes Stillen, Stoffwechselerkrankungen (z. B. Diabetes), Schwächung der Abwehrkräfte, Alter und viele andere.

Die Rolle der Östrogene ist in diesem Zusammenhang so zu verstehen: Östrogene sind Hormone, welche die Zellteilung und das Wachstum, vor allem im Bereich der Unterleibsorgane und der Brüste, fördern. Bei einer hohen Zellteilungsrate kann, rein statistisch gesehen, eine Zelle vielleicht einmal leichter entarten, oder die sonst erfolgreiche Selbstreparatur des Organismus gelingt nicht.

Ich vergleiche die Wirkung der Östrogene mit der Wirkung von Dünger im Garten. Führt man dem Erdreich (dem Organismus) wachstumsfördernde Stoffe (Östrogene) zu, so wachsen all die nützlichen Kräuter, die Früchte und die schönen Blumen besser. Das ist erwünscht, aber es wächst auch vorhandenes Unkraut (der Krebs) schneller. Es ist die Aufgabe des Gärtners (des Arztes), dafür zu sorgen, daß unerwünschtes Wachstum verhütet und das Unkraut beseitigt wird.

Dies, also die Krebsverhütung, ist möglich durch folgende Maßnahmen:

▶ keine überhöhten Östrogendosen; geringe Zunahme der Krebshäufigkeit nur bei zu hoher Dosierung

▶ Zusatz von Gestagenen verhindert Krebsentstehung in der Gebärmutter,

▶ regelmäßige Vorsorgeuntersuchungen (einschließlich Mammographie), dabei aufgrund aller Befunde jeweils über weitere Behandlung entscheiden,

▶ vernünftige Gestaltung des Lebensstils unter Verhütung krebsfördernder Reize (z. B. Vermeidung von Übergewicht, eines Überangebots von Kalorien und tierischen Fetten, hohes Angebot der Vitamine Provitamin A, E, C und Selen).

Herabgesetzte Sterblichkeit an Krebserkrankungen von Unterleib und Brust bei vorher Östrogen-Gestagen-Behandelten im Vergleich zu unbehandelten Kontrollfällen.
Nach Hunt und Mitarbeitern, 1990

Erkrankung (Todesursache)	Verminderung der Sterblichkeit der Östrogen-Gestagen-Behandelten in Prozent gegenüber unbehandelten Kontrollfällen
Brustkrebs	24
Gebärmutterkörperkrebs	100
Gebärmutterhalskrebs	71
Eierstockkrebs	11
Andere Krebse	30
Alle Krebse	30

In den eigenen langjährigen Untersuchungen an allen von mir selbst mit Östrogenen und Gestagenen behandelten Frauen unter Berücksichtigung der obengenannten Gesichtspunkte war keine Erhöhung, sondern sogar eine Verminderung der Krebshäufigkeit bei Brust-, Gebärmutter-, Eierstocks- und Dickdarmkrebs festzustellen. Die Gesamtsterblichkeit an Krebs war bei den mit Östrogen-Gestagen behandelten Frauen deutlich herabgesetzt.

Verhütung des Gebärmutterkörperkrebses

Nach überhöhten Östrogendosen über längere Zeit und ohne Gestagenzusatz kann es zu gutartigen Wucherungen der Gebärmutterschleimhaut kommen (Endometriums-Hyperplasie). Bei Hinzutreten weiterer krebserzeugender Faktoren kann sich nach Jahren in einem Teil der Fälle ein Krebs der Gebärmutterschleimhaut (Endometriumkarzinom, Corpuskarzinom) entwickeln. Behandelt man jedoch richtig, also nach der gültigen Empfehlung, das heißt, gibt man nicht überhöhte Östrogendosen und fügt man zum Östrogen in der dritten und vierten Woche der Behandlung ein Gestagen hinzu, so bewirkt man eine erstaunliche Herabsenkung der Krebserkrankungen. Diese ist dann sogar wesentlich niedriger als bei Frauen, die nicht mit Hormonen behandelt wurden. Mit Östrogen und Gestagen behandelte Frauen erkranken um 40 bis 80 Prozent weniger häufig an Gebärmutterkörperkrebs als Frauen, die nie Östrogene erhalten haben (siehe S. 196).

Es ist übrigens das erste Mal, daß beim Menschen anhand dieses Sachverhalts gezeigt werden konnte, daß ein Hormon (das Gestagen) krebsverhütend wirken kann.

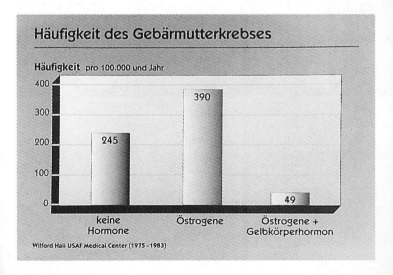

Häufigkeit des Gebärmutterkrebses

Häufigkeit pro 100.000 und Jahr

- keine Hormone: 245
- Östrogene: 390
- Östrogene + Gelbkörperhormon: 49

Wilford Hall USAF Medical Center (1975–1983)

Erkranken Patientinnen dennoch an Gebärmutterkrebs, so ist bei Frauen in den Wechseljahren, die vorher Östrogene-Gestagene eingenommen haben, die Heilungsaussicht der Krankheit viel höher als bei Frauen, die keine Hormone erhielten. (80 bis 90 Prozent.)

Eine Frau in den Wechseljahren, die Östrogene einnimmt, sollte darauf achten, daß zum Östrogen ein Gestagen hinzugefügt wird, wie uns die Natur das im normalen Zyklus vormacht. Ist die Gebärmutter operativ entfernt worden, so ist ein Gestagenzusatz nicht unbedingt erforderlich, weil der Hauptgrund, die Gewährleistung regelmäßiger Blutungen und der Verhütung eines Endometriumkarzinoms, entfällt.

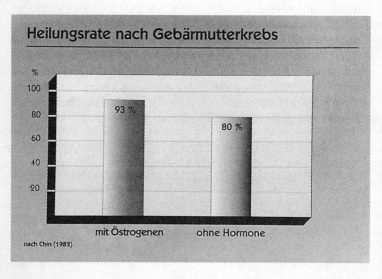

Heilungsrate nach Gebärmutterkrebs

nach Chin (1982)

Eierstockkrebs und seine Verhütung

Auch der Eierstockkrebs (Ovarialkarzinom) tritt unter einer langzeitigen Östrogen-Gestagensubstitution in und nach den Wechseljahren um etwa 50 Prozent seltener auf als bei vergleichbaren Frauen, die keine Hormone erhalten haben. Dies ist bei der oft späten Entdeckung und der niedrigen Heilungsrate dieser Krebsart von besonderer Bedeutung.

Brustkrebs (Mammakarzinom)

Zahlreiche Untersuchungen haben gezeigt, daß die Einnahme von Östrogenen allein (ohne Gestagen) bei Verwendung nicht zu hoher Dosen selbst über Jahrzehnte hin keine Zunahme des Brustkrebses bewirkt. Nur bei Verwendung überhöhter Dosen von Östrogenen scheint es nach mehr als zehn bis fünfzehn Jahren in einigen Studien bei besonders gefährdeten Gruppen zu einer leichten Zunahme der Brustkrebshäufigkeit zu kommen. Nicht alle Untersucher haben das jedoch bestätigt.

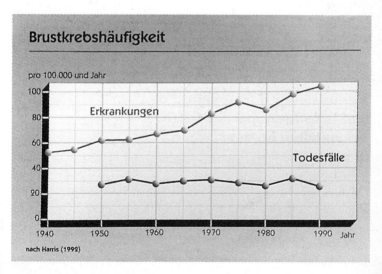

Brustkrebshäufigkeit

pro 100.000 und Jahr

Erkrankungen

Todesfälle

nach Harris (1992)

199

Die Mehrzahl der langzeitigen Untersuchungen, einschließlich unserer eigenen, zeigen, daß auch beim Brustkrebs die Zugabe eines Gestagen zum nicht zu hoch dosierten Östrogen die Brustkrebshäufigkeit um 20 bis 40 Prozent herabzusetzen vermag. Da aber nicht alle vorliegenden Arbeiten hierin übereinstimmen und einige Studien eine leichte Zunahme des Brustkrebsrisikos zeigen, müssen weitere Untersuchungsergebnisse abgewartet werden, um diese Frage der krebshemmenden oder krebsfördernden Wirkung des Gestagenzusatzes beim Brustkrebs endgültig entscheiden zu können.

Tritt unter einer Östrogen-Gestagensubstitution Brustkrebs auf, so ist die Heilungsaussicht dieser Patientinnen höher im Vergleich zu nicht mit Hormonen behandelten Frauen.

Dickdarmkrebs (Kolonkarzinom)

Mehrere Untersuchungen zeigen, daß auch der Dickdarmkrebs bei langzeitig mit Östrogen-Gestagen behandelten Frauen seltener vorkommt als bei nicht mit Hormonen behandelten. Biologische Ähnlichkeiten zwischen Endometriums-, Eierstocks- und Dickdarmkrebs sind gut bekannt. Patientinnen, die Hormone erhalten haben, scheinen auch höhere Heilungsraten aufzuweisen.

Verbesserung der Heilungsraten von Unterleibs- und Brustkrebs bei mit Östrogen-Gestagen behandelten Frauen

Es wurde bereits darauf hingewiesen, daß die Heilungsraten bei Gebärmutter- und Brustkrebs bei vorher mit Östrogen-Gestagen behandelten Frauen deutlich besser sind, als bei Frauen, die in den Wechseljahren nie Östrogene-Gestagene erhalten haben. Es soll hier kurz erklärt werden, womit dies zusammenhängt: Bei den mit Östrogenen behandelten Frauen wird der Krebs meist früher erkannt, weil sie früher

Symptome aufweisen als unbehandelte. Die Geschwulst ist daher meist kleiner und dringt weniger in das umliegende Gewebe ein. Die örtlichen Drüsen werden seltener mitbefallen. Die feingeweblichen (histologischen) Befunde sind meist weniger bösartig und weniger weit fortgeschritten, Tochterabsiedlungen (Metastasen) fern von der Ausgangsgeschwulst sind seltener. Die Verbesserung der Heilungsergebnisse der Östrogenbehandelten sind aus der Tabelle S. 196 zu ersehen.

Wann ist eine Östrogen-Gestagen-Einnahme nach behandeltem Brustkrebs erlaubt?

Empfehlungen der Deutschen Gesellschaft für Senologie, 1990

Patientinnengruppen Östrogen-Rezeptor	Achseldrüsen befallen?	Empfehlung
Rezeptor negativ	nein	Östrogeneinnahme uneingeschränkt erlaubt. Bevorzugt Östrogen und Gestagen zusammen, ohne Pause
Rezeptor negativ	ja	Nach der Chemotherapie Behandlung der klimakterischen Beschwerden mit Gestagenen. Eventuell auch mit Gestagen und Östrogen ohne Pause erlaubt
Rezeptor positiv	nein	Gestagen zur Behandlung von Wechseljahrsbeschwerden. Nach 5 Jahren Östrogenzusatz erlaubt, falls Patientin offenbar geheilt. Falls anfangs Tamoxifen, dann mindestens zwei Jahre lang
Rezeptor positiv	ja	Tamoxifen 2–5 Jahre lang. Danach Östrogen-Gestagen wieder erlaubt, falls Pat. offenbar geheilt

Rezeptoren = Hormonempfängerzellen im Krebsgewebe
Tamoxifen = Antiöstrogen-Tabletten zur Zusatzbehandlung beim Brustkrebs. Verbessert die Heilungsergebnisse.

Kann man nach einem Krebsleiden noch Östrogene-Gestagene erhalten?

Ja, das ist nach einem Gebärmutterhalskrebs ohne weiteres möglich. Nach neueren Untersuchungen stellt auch das Endometriumskarzinom keine Gegenanzeige gegen eine Substitutionsbehandlung mit Östrogen-Gestagen dar, wenn nicht weitere Gründe vorliegen, Hormone nicht geben zu wollen.

Zum Vorgehen nach Brustkrebs gibt es eine ausführliche Stellungnahme der Deutschen Gesellschaft für Senologie (Tabelle S. 201). Danach kann man bei Fehlen von Östrogen-Rezeptoren Östrogen-Gestagen geben. In allen anderen Fällen sind Gestagene erlaubt, mit denen man klimakterische Beschwerden erfolgreich behandeln kann. Die übliche Zusatzbehandlung nach Operation und Bestrahlung wird bei Frauen nach der Menopause aber mit »Antiöstrogenen«, wie beispielsweise dem Tamoxifen, durchgeführt, dessen Einnahme die Heilungsergebnisse deutlich verbessert. Es handelt sich eigentlich um ein schwaches Östrogen. Als solches kann es, nach anfänglicher Verschlimmerung, Wechseljahresbeschwerden günstig beeinflussen. Entgegen den ursprünglichen Befürchtungen kann Tamoxifen auch Osteoporose und Herzinfarkt verhüten. Ist die Patientin nach Ablauf von fünf Jahren vermutlich geheilt, so können Östrogene-Gestagene unter Berücksichtigung aller Vorsichtsmaßnahmen im allgemeinen wieder eingenommen werden.

Auch nach einem Ovarialkarzinom darf man Östrogen-Gestagen einnehmen. Die Heilungsergebnisse werden dadurch nicht verschlechtert, sondern eher verbessert.

Im Einzelfall muß das Vorgehen natürlich besonders sorgfältig unter den behandelnden Ärzten und im Einvernehmen mit der Patientin abgesprochen werden.

Selbst mit Krebs kann man leben

Viele Menschen sehen die Diagnose Krebs als ein Todesurteil an. Dies ist nicht richtig. Krebs läßt sich in der Mehrzahl der Fälle heilen. Dies gilt um so mehr, je eher er entdeckt wird. Daher ist es besonders im Alter wichtig, regelmäßig zur Vorsorge zu gehen. Leider tun dies viel zu wenige Frauen, nämlich nur etwa 30 Prozent. In höherem Alter, also wenn die Vorsorge besonders wichtig wird, läßt die Neigung, Vorsorgeuntersuchungen vornehmen zu lassen, leider erheblich nach. Lassen Sie bitte diese Nachlässigkeit bei Ihnen selbst nicht zu.

Sollten Sie an Krebs erkranken, so lassen Sie sich dort behandeln, wo erfahrene Krebstherapeuten tätig sind, am besten an einer Klinik, an der über Krebs wissenschaftlich gearbeitet wird. Dort weiß man am besten Bescheid. Sie werden dort mit modernsten Verfahren voruntersucht und vorbereitet werden. Dies ist wichtig, um danach die wirksamste Behandlung festzulegen: Operation und Bestrahlung sowie die Zusatzbehandlung mit Zytostatika oder Hormonen. Lassen Sie sich ruhig von mehreren Ärzten beraten. Bestehen Sie darauf, daß der Eingriff von einem erfahrenen Operateur durchgeführt wird. Führen Sie alle Behandlungsvorschriften sorgfältig aus. Geben Sie nicht auf, kämpfen Sie gegen die Krankheit. Diese Einstellung wird die Heilung fördern.

Viel Frauen haben vor einer Bestrahlung und den chemischen Krebsmitteln (Zytostatika) Angst und lehnen daher diese Behandlung ab. Die Folge kann sein, daß deshalb eine Heilung nicht eintritt. Die Bestrahlung hat heute längst nicht mehr so starke Nebenwirkungen, wie das früher der Fall war. Die begleitende Übelkeit kann heute wirksam bekämpft werden. Die Reaktion an der Haut ist meist gering.

Bei der Zytostatikabehandlung ist der Haarausfall besonders gefürchtet. Auch dagegen gibt es Behandlungsmöglichkeiten. Nach Abschluß der Behandlung wachsen die Haare wieder nach, in manchen Fällen sogar kräftiger als vorher. Nur selten ist es nötig, zwischenzeitlich eine Perücke zu tragen. Wenn Sie nach Abschluß der Behandlung zusätzlich selbst etwas tun wollen, beispielsweise eine Behandlung mit Mistelextrakt, so wird kein vernünftiger Arzt etwas dagegen haben, wenn Ihnen die Behandlung nicht schadet. Meist hilft es den Frauen auch seelisch, wenn sie aktiv mitkämpfen können.

Gehen Sie aber regelmäßig zu den Nachsorgeuntersuchungen.

Ich hoffe, daß Sie nicht in die Lage kommen werden, diese Empfehlungen in Erwägung ziehen zu müssen.

Wiederherstellung der Gesundheit (Rehabilitation) und Berentung

Nach einer schweren Operation, der zusätzlichen Behandlung eines Krebsleidens mit Röntgenbestrahlug oder chemischen Krebsmitteln (Chemotherapie, Zytostatika) hat die Patientin bei der Entlassung aus der Klinik noch nicht wieder ihre alte Leistungsfähigkeit und das frühere Wohlbefinden erreicht. Insbesondere die seelische Verfassung ist oft noch unausgeglichen. Sie hat daher Anspruch auf eine Rehabilitationskur. Die gutachtliche Empfehlung hierzu wird ihr der behandelnde Arzt anbieten oder auf ihre Bitte hin ausstellen. In einem darauf spezialisierten Haus mit geeigneten Einrichtungen, meist in einem Badeort in schöner Umgebung wird man sich nach der Genehmigung durch die Sozialversicherung, unter ärztlicher Anleitung darum bemühen, ihre körperliche und seelische Verfassung wieder zu normalisieren. Dazu stehen, je nach der voraufgegangenen Erkrankung, Heilgymnastinnen, Sportlehrer, Badeeinrichtungen, Diätassistenten und Psychologen oder Psychotherapeuten zur Verfügung. Eine solche Kur sollte mindestens vier Wochen dauern.

Danach kann, falls eine zeitweise oder dauernde Behinderung besteht, ein Behindertenausweis und/oder eine Berentung auf Zeit oder für Dauer beantragt werden.

Nach einer schweren Krebserkrankung ist beispielsweise eine Berentung und die Ausstellung eines Behindertenausweises für etwa zwei Jahre möglich. Voraus geht ein Gutachten oder eine befürwortende Bescheinigung des behandelnden Arztes und eine Begutachtung durch den Vertrauensarzt.

Es folgt danach in regelmäßigen Abständen die Nachuntersuchung mit der Frage, ob Berentung und Behindertenausweis weiterhin erforderlich sind. Fragen Sie Ihren Hausarzt wegen der erforderlichen Einzelheiten, und besorgen Sie sich vielleicht auch in Ihrer Buchhandlung ein Buch zu diesen Fragen. Es gibt zu dem Thema gut verständliche Taschenbücher.

Manchen Frauen tut ein solches Verfahren sicherlich gut, und es fördert die endgültige Wiederherstellung. Sie werden erstaunt sein, was man durch eine gute Nachbehandlung erreichen kann. Es konnte zudem gezeigt werden, daß die Befunde und Spätergebnisse auch bezüglich der Heilung des Krebsleidens bei denjenigen Frauen deutlich besser ausfielen, die in Rehabilitationsverfahren waren und auf Zeit berentet wurden.

Andererseits gibt es nicht wenige Frauen, die lieber möglichst bald in ihre Familie und zu ihrer normalen Tätigkeit zurückkehren und alles, was hinter ihnen liegt, rasch vergessen wollen. Die Nachbetreuung sollte also den individuellen Wünschen entsprechend angepaßt sein.

Auf jeden Fall ist es erforderlich, nach einer Krebserkrankung zehn Jahre lang zu den empfohlenen regelmäßigen Nachuntersuchungen zu gehen. Erst nach Verlauf von zehn Jahren ohne Rückfall spricht man von Heilung.

XI. Die Zunahme alter Menschen in der Bevölkerung

Der Anteil von Menschen über 65 Jahre liegt zur Zeit in den hochentwickelten Ländern bei 20 Prozent. Er wird in Zukunft weiter ansteigen. Der Anteil alter Menschen wird den junger Menschen übertreffen. Dabei wird es wesentlich mehr alte Frauen als alte Männer geben. Schon jetzt ist das Verhältnis alter Frauen zu alten Männern in Altersheimen 5:1.

Es versteht sich von selbst, daß diese Entwicklung weitreichende sozialmedizinische und politische Folgen haben muß, die heute weithin noch nicht ausreichend zur Kenntnis genommen worden sind.

Die Lebenserwartung

In den vergangenen Jahrhunderten lag die Lebenserwartung mit 30 bis 40 Jahren sehr niedrig. Dies war durch die hohe Sterblichkeit von Neugeborenen und Kleinkindern, von Gebärenden und Wöchnerinnen sowie schließlich durch die Todesopfer der großen Seuchen und unheilbaren Krankheiten bedingt. Nur sehr wenige Frauen, die ein höheres Alter erreichten, erlebten die Wechseljahre und ihre Beschwerden. Die anderen starben vorher und hatten daher keine Gelegenheit, diese Erfahrung zu machen. Aus jenen Zeiten gibt es nur spärliche Berichte über die Wechseljahre, zumal das Thema tabuisiert wurde. Man sprach und schrieb darüber nicht. Mit der Verbesserung der Lebensumstände, insbesondere der Ernährung, der Hygiene und den sonstigen Fortschritten der Medizin, traten die Pubertät immer früher und die Wechseljahre sowie die Menopause immer später ein. Gegenwärtig ist die Lebenserwartung der Frauen durch die Fortschritte der Schulmedizin auf fast 80 Jahre angestiegen. Bei Männern beträgt die mittlere Lebenserwartung dagegen nur 72 Jahre. Dieser Unterschied zwischen Männern und Frauen beruht nicht zuletzt auf dem günstigen Einfluß der Östrogene aus den Eierstöcken bis etwa zum 50. Lebensjahr. Bei Frauen, die danach Östrogene einnehmen, steigt die Lebenserwartung infolge der Verhütung von Herz-Kreislauferkrankungen und Osteoporosefrakturen durch die Hormone statistisch nochmals um zwei bis drei Jahre an.

Lebensverlängerung und Lebensqualität

Wer würde nicht gerne sein Leben verlängern, wenn er sicher sein könnte, daß er die geschenkten Jahre ohne Beschwerden und bei guter geistiger und körperlicher Gesundheit verbringen darf, wenn er also das Dasein noch genießen, sich selbst versorgen kann und anderen nicht zur Last fällt?

Östrogene verhüten, wie gezeigt, 50 Prozent der bei Unbehandelten auftretenden Herzinfarkte und ebenso 50 Prozent der Schlaganfälle. Durch diese günstige Beeinflussung der häufigsten Erkrankungen der Frau in und nach den Wechseljahren werden die Sterblichkeitsraten erheblich gesenkt. Tritt ein Infarkt dennoch auf, so ist die Sterblichkeit bei den Östrogenbehandelten um die Hälfte niedriger. Das gleiche trifft auf den Schlaganfall zu.

Ebenso wird die Osteoporose und das Auftreten von Knochenbrüchen durch Östrogene fast völlig verhindert. Da Knochenbrüche insgesamt mit einer Sterblichkeit von etwa 15 Prozent einhergehen, kommt es dadurch zu einer zusätzlichen Senkung der Sterblichkeitsrate.

Hinzuzurechnen ist noch die Verhütung des Endometrium-, des Eierstocks- und wahrscheinlich auch des Dickdarmkrebses durch Östrogene mit Gestagenzusatz.

Die Statistiker errechnen aus den genannten verhütenden Wirkungen der Östrogeneinnahme eine Minderung der Todesfälle von fast 8000 Fällen pro 100 000 Frauen pro Jahr in der Altersgruppe über 50 Jahre im Vergleich zu Frauen, die keine Östrogene erhalten haben.

Genauso wichtig wie die Lebensverlängerung ist die Erhaltung der *Lebensqualität* durch Östrogene. Sie wird nicht nur

Frauen, die nach der Menopause langzeitig Östrogene einnehmen, sind weitgehend vor einigen der häufigsten lebensbedrohenden Erkrankungen geschützt.

Herabsetzung der Erkrankungshäufigkeit durch Östrogene

Osteoporose und Knochenbrüche	– 70–90 Prozent
Herzinfarkt	– 50–70 Prozent
Schlaganfall	– 50 Prozent

Herabsetzung der Krebshäufigkeit durch Gestagenzusatz zum Östrogen:

Gebärmutterkörperkrebs	– 50–80 Prozent
Brustkrebs	– 0–20 Prozent (bis + 40 Prozent)*
Eierstockskrebs	– 50 Prozent
Dickdarmkrebs	– 50 Prozent

Verhütete Todesfälle durch Östrogene und Gestagene im klimakterischen Alter: etwa 8000 / 100 000 Frauen im Alter über 50 pro Jahr

* bei langzeitiger Anwendung hoher Dosen

durch die Verhinderung der obengenannten Erkrankungen gesichert, sondern auch durch die Beseitigung unnötiger Beschwerden, die Verbesserung des Allgemeinbefindens, der körperlichen und vor allem auch der geistigen Leistungsfähigkeit, also der Lernfähigkeit, Konzentrations- und Erinnerungsfähigkeit.

Neueste Untersuchungen scheinen sogar zu zeigen, daß die so gefürchtete Alzheimersche Erkrankung (Hirnleistungsschwäche, Altersschwachsinn) bei Frauen, die langzeitig Östrogene einnehmen, nicht oder doch wesentlich seltener auftritt. Bei Frauen, die bereits an Alzheimer leiden, werden die Symptome durch eine Östrogenbehandlung deutlich gebessert.

Ich finde, daß dies überzeugende Argumente für die von allen Experten empfohlene Langzeitsubstitution mit Östrogenen sind. Sollte man solche Chancen nicht ergreifen?

Lebensumstände und Lebenswünsche im Alter

Im Alter richtet man sich ein. Man liebt Veränderungen nicht mehr. Die Wohnung soll bequem und pflegeleicht sein. Man ißt nicht mehr so viel. Der Betagte ist froh, wenn Appetit und Schlaf gut sind, wenn er gesund ist und keine Schmerzen hat. Mit den kleinen Beschwerden kann man leben. Man ist seltener aushäusig, liebt die Bequemlichkeit. Es wird eine feste Tageseinteilung eingehalten. Dazu gehört der tägliche Spaziergang und der Mittagsschlaf. Man genießt die kleinen Freuden. Rundfunk und Fernsehen, die so oft gescholten werden, sind die Freunde des alten Menschen. Wenn nur ihr Programm etwas altengerechter wäre.

Glücklich kann diejenige Person sein, die im Alter selbst noch schöpferisch zu sein vermag, die also im Malen, Schreiben, im Kunsthandwerk etwas leistet. Sammeln – was auch immer – und sich mit dem Gegenstand geistig vertiefend auseinanderzusetzen ist eine empfehlenswerte Beschäftigung.

In ländlichen Gegenden sind allerdings selbst sehr alte Frauen oft noch im Haushalt und im Betrieb tätig, werden benötigt und haben ihren festen Platz. An Langeweile leiden sie nicht.

Die ältere Frau hofft, daß es ihr vergönnt sein möge, noch lange ohne schwere Sorgen mit ihrem Partner gemeinsam und in Harmonie mit der Familie leben zu können. Durch den Tod älterer und gleichalteriger Bekannter und Angehöriger wird es freilich allmählich einsamer. An den Tod denkt der ältere Mensch täglich. Die Jugend versteht man nicht mehr so recht und auch nicht den neumodischen technischen Kram.

Manche ältere Frauen sind regelmäßige Besucherinnen bei ihrem Arzt, der ihre Beschwerden und Bedürfnisse kennt und zu dem sie meist ein besonders gutes Verhältnis haben.

Die Lebenszufriedenheit ist wesentlich von der Rückschau auf ein erfolgreiches Leben und die verbliebenen Beziehungen zu Freunden und zu der Familie abhängig, sowie schließlich von dem Gefühl, noch gesund, in guter geistiger Verfassung und bei zufriedenstellender Leistungsfähigkeit zu sein.

Reisen und den Besuch kultureller Veranstaltungen nehmen ältere Leute gerne wahr, wenn sie nicht zu teuer und nicht mit zu hohen körperlichen Leistungen einhergehen. Zeit für Liebhabereien, die Freizeitgestaltung und für alle persönlichen Belange ist jetzt ja vorhanden. Fragt man ältere Frauen, welche Aufgaben sie sich noch in den verbleibenden Jahren wünschen, so werden diese in der folgenden Rangordnung genannt: Hilfeleistungen für die eigene Familie, Hilfeleistungen für andere Menschen, gesellschaftliche, ehrenamtliche Tätigkeit, Gartenarbeit, Arbeit im Haushalt, angemessene sportliche Betätigung, Reisen und kulturelle Aktivitäten.

Viele ältere Frauen möchten gerne noch etwas Wissenswertes lernen. Kunst, Literatur, Zeitfragen, verständliche Wissenschaft und nähere Beschäftigung mit der Gestaltung der eigenen Steckenpferde sind die Hauptwünsche. Die Volkshochschule und die Seniorenseminare an Universitäten stellen diesbezüglich ein reiches Angebot zur Verfügung.

Dabei zeigt sich, daß bestimmte geistige Fähigkeiten keineswegs gleichlaufend mit dem Kalenderalter nachlassen. Wissensumfang, praktische Urteilsfähigkeit, die Fähigkeit zur Problemlösung ohne Zeitdruck, das Erkennen des Wesentlichen, die Phantasie und der Wortschatz bleiben erhalten. Lediglich die Lernfähigkeit, das Kurzzeitgedächtnis und die Verfügung der Wortfindung, die rasche Wahrnehmung und die Fähigkeit zur Umorientierung nehmen ab. Ermüdbarkeit und das Nachlassen der Konzentration stellen sich rascher ein als in jungen Jahren.

Die Verbindung zu den Kindern und Enkeln kann eine Quelle besonderer Freude sein, wenn man sich immer gut verstanden hat. Die Enkel können eine neue Aufgabe und einen neuen Lebensabschnitt darstellen. Nur selten, bei Ruhebedürftigkeit, werden sie als Last empfunden.

Wenn Haus oder Wohnung zu groß sind oder zu viele Treppen zu steigen sind, kann ein Zusammenziehen mit den Kindern in Frage kommen. In den meisten Fällen ist aber die eigene Wohnung nur bescheiden, und die Wohnung oder das Haus der Kinder haben keinen Platz für eine zusätzliche Person. Oft fehlt es den Kindern auch an der Zeit und zusätzlichen Kraft, da beide arbeiten. Man wird sich in manchen Fällen an den Gedanken gewöhnen müssen, eines Tages in ein Alters- oder Pflegeheim gehen zu müssen. Über die hohen Kosten – wenn Unterbringung und Fürsorge einigermaßen akzeptabel sein sollen – macht man sich Sorgen.

Die meisten älteren Frauen möchten so lange wie möglich selbstständig sein und in den eigenen vier Wänden bleiben. Die Vorstellung alter Frauen über das Leben im Alter gibt die Tabelle S. 212 wieder.

Bei nachlassender körperlicher Leistungsfähigkeit ist Hilfe im Haushalt erwünscht. Die Ergebnisse einer Befragung älterer Frauen enthält die Tabelle unten.

Eine Untersuchung der Weltgesundheitsorganisation über ältere Frauen und Männer in Europa hat interessante Be-

Welche Art der Hilfe wünschen sich ältere Frauen. Hilfe älterer Frauen im Alter über 70 Jahre. Frauen ohne größere gesundheitliche Probleme, die sich selbst versorgen. Partner bereits gestorben. Ergebnisse einer eigenen Untersuchung. 216 Befragte, 1992. Mehrere Antworten möglich. Zahlen abgerundet

Essen kochen oder bringen	22 Prozent
Wäsche waschen, trocknen, bügeln	19 Prozent
Haushalt reinigen	32 Prozent
Einkäufe erledigen oder wenigstens tragen helfen	13 Prozent
Hilfe bei der Körperpflege	4 Prozent
Vorlesen oder unterhalten werden	2 Prozent

funde erbracht, die im folgenden wiedergegeben werden sollen:

Eines der auffälligsten Ergebnisse war die Selbsteinschätzung der Frauen hinsichtlich ihrer Gesundheit und ihres Wohlbefindens. Von den Personen, die angaben, sich derzeit nicht gesund zu fühlen, waren Frauen gegenüber Männern in der Überzahl. Prozentual mehr Männer als Frauen schätzten ihre Gesundheit als sehr gut ein. Unter den Befragten, die äußerten, in den letzten zwei Wochen wesentliche Gesundheitsprobleme gehabt zu haben, waren Frauen in der Mehrzahl. Allgemein gaben Frauen häufiger als Männer an, unter Zuständen und Krankheiten zu leiden, die ihr tägliches Leben beeinträchtigen. Frauen hatten nach ihren eigenen Angaben größere Schwierigkeiten, die Aktivitäten des täglichen Lebens zu meistern. Probleme mit dem Herzen und dem Kreislauf, der Verdauung und mit Krampfadern waren bei den Frauen stärker vorhanden als bei den Männern. Dagegen ist

Wünsche älterer Frauen betreffend Kontakte zu anderen älteren Menschen, zu Kindern und Enkelkindern. Alter über 70 Jahre, Frauen ohne größere Gesundheitsprobleme, die sich selbst versorgen. Partner bereits gestorben. Ergebnisse einer eigenen Untersuchung. 216 Befragte, 1992. Mehrere Antworten möglich

Verbindungen zu etwa Gleichalterigen	56,0 Prozent
Betreuung von Enkelkindern	37,6 Prozent
Wohnen bei Kindern oder Enkelkindern	11,2 Prozent
Hilfe im Haushalt durch Kinder oder Enkel gewünscht	5,3 Prozent
Briefwechsel mit Kindern und Enkeln ausreichend	8,9 Prozent
Kontakt zu Kindern nicht gewünscht	2,3 Prozent
Kontakt zu Gleichalterigen nicht gewünscht	6,5 Prozent
Wunsch, solange wie möglich im eigenen Haushalt zu leben	81,3 Prozent
Möchten später im Altersheim leben	7,5 Prozent

Schwerhörigkeit bei Frauen seltener als bei Männern. Die Zufriedenheit mit dem Leben war bei weiblichen Befragten geringer als bei männlichen, und die Frauen fühlten sich auch häufiger einsam und unausgefüllt. Die Zahl derer, die an gesellschaftlichen Aktivitäten teilnahmen, war bei Männern größer als bei Frauen. Auffällig war ein niedrigeres Selbstwertgefühl der Frauen.

Männer rauchten und tranken mehr Alkohol als Frauen. Diese nahmen mehr Medikamente ein als Männer.

Als Ergebnis der Untersuchung wird die Schlußfolgerung gezogen, daß die Politik wegen der Zunahme alter Menschen, insbesondere alter Frauen, neue Schwerpunkte setzen muß. Für die Versorgung dieser zunehmend wichtiger werdenden Bevölkerungsgruppe müssen mehr finanzielle Mittel und Kräfte bereitgestellt werden. Die Vorbeugung von Alterskrankheiten sollte im mittleren Lebensalter beginnen. Aufklärung und Wissen über die gesundheitliche Bedeutung einer vernünftigen Lebensführung müssen mehr ins allgemeine Bewußtsein treten. Die Vorbereitung aller auf das Alter sollte verbessert werden. Es müssen mehr altengerechte Wohnungen zur Verfügung stehen. Auch für Hausfrauentätigkeit und Kindererziehung sollte endlich Rente gezahlt werden. Gesundheits- und Sozialdienst sowie die Pflegeversicherung müssen verbessert werden. Die Versorgung muß erschwinglich sein. Ziel aller Bestrebungen sollte sein, die Gesundheit, Zufriedenheit und Unabhängigkeit aller Menschen soweit wie möglich zu gewährleisten.

Schlußwort

Die besser Unterrichteten sind überall im Leben eher in der Lage, sich erreichbare Vorteile und Chancen zu sichern und etwaige Nachteile oder Gefahren zu vermeiden.

Es ist zu hoffen, daß Sie sich nach Lesen dieses Buches gut unterrichtet fühlen und gerüstet sind, sich im Bezug auf eine Östrogen-Gestagen-Behandlung mit guten Gründen für oder wider eine solche zu entscheiden. Es ist Ihnen gewiß nicht entgangen, daß der Verfasser dieses Buches aufgrund langjähriger Erfahrung und eigener Forschungen ein überzeugter Vertreter der Hormonbehandlung und einer vorbeugenden Östrogen-Gestagen-Substitution ist. Alle wirklichen Kenner der Materie sind es. Glauben Sie mir bitte, daß ich alles, was für Sie wichtig ist, ehrlich, ungeschönt und unverfälscht nach bestem Wissen und Gewissen dargestellt habe. Lassen Sie sich durch anderslautende Meinungen, wenn sie offenbar durch Vorurteile oder einseitige Ideologien geprägt sind, nicht verunsichern. Viele Bücher über die Wechseljahre versuchen ungerechtfertigte Illusionen zu erwecken. Mit Diätanweisungen und mit Gymnastik oder Entspannungsübungen und optimistischen Aufmunterungen *allein* kann man die wirklichen Probleme der Frauen in den Wechseljahren nicht lösen. Vertrauen Sie der Objektivität der Wissenschaft und den Erfolgen der Schulmedizin. Sprechen Sie mit Ihrem Arzt darüber.

Ergreifen Sie also die Möglichkeit, für Ihre Gesundheit und Ihr Wohlbefinden etwas Entscheidendes zu tun. Im Alter um die 50 steht für Sie eine wichtige Entscheidung an. Beschwerdefreiheit und die Erhaltung von Leistungsfähigkeit und Wohlbefinden bedeuten wirkliche Freiheit. Ihr jetzt erworbenes Wissen wird Ihnen helfen, aus den Lebensjahren nach dem Wechsel einen von unnötigen Leiden freien und lebenswerten Abschnitt Ihres Daseins zu machen. Auf diesem Wege begleiten Sie meine besten Wünsche.

Vorteilhafte Wirkungen einer langzeitigen Östrogen-Substitution

Subjektive Wirkungen

Verbesserung der Leistungsfähigkeit und der Lebensqualität
Erhaltung der Arbeitsfähigkeit
Befreiung von subjektiven Beschwerden
  - Hitzewallungen
  - Schweißausbrüchen
  - Parästhesien
Emotionale Stabilisierung
Psychisch tonisierende Wirkung
Verbesserung von
  - Aufmerksamkeit
  - Konzentration
  - Merkfähigkeit
  - Psychomotorik (Bewegungsabläufe)
  - Sozialen Kontakten
Antidepressive Wirkung
Verbesserung der Schlafqualität

Objektive Wirkungen

Verhütung oder Beseitigung von
  - Genitalatrophie
  - Brennen, Jucken, trockene Scheide
  - Fluor, Dyspareunie
  - Streßinkontinenz I°
  - Dranginkontinenz
  - Atrophischer Zystitis-Urethritis-Ektropium urethrae
Verminderung der Hautatrophie
Verbesserung von
  - Hautstoffwechsel, Epidermisdicke
  - Durchblutung
  - Elastizität
  - Wasserbindungsvermögen
  - Wärmeleitung
  - Faltenrelief

Verhinderung von Entweiblichung oder Virilisierung

Metabolische Effekte
Antiatherosklerosewirkung
Verbesserung von
   – Lipidmuster
   – Anstieg HDL
   – Absinken LDL
Risikominderung Herzinfarkt
Osteoporoseprophylaxe
Herabsetzung der Knochenbrüche
Besserung der Gelenkrheuma
Herabsetzung der allgemeinen Sterblichkeitsrate

Bei Gestagenzusatz
Risikominderung für
   – Endometriumkrebs
   – Mammakrebs (?) wenn kombiniert, kontinuierlich
     gegeben
   – Mastopathie
   – Myom- und Endometriosewachstum
   – Eierstockskrebs

Anhang

Erklärung medizinischer Fachausdrücke

A

Abrasio: Ausschabung der Gebärmutter mit der Curette (Curettage) nach Dilatation (Erweiterung) des Muttermundes mit Hegar-Stiften. Ziel ist die Entfernung einer möglicherweise krankhaft veränderten Gebärmutterschleimhaut (Endometrium) zwecks Blutstillung und zur feingeweblichen (histologischen) Untersuchung im Mikroskop. Die Curettage dient der Feststellung der Ursache vorliegender Blutungsstörung und dem Ausschluß von Gebärmutterkörperkrebs (Endometrium- oder Corpuskarzinom), ist zugleich Grundlage der Behandlungsplanung.

Adenom: gutartige Drüsengeschwulst. Kann bösartig entarten.

Adnexe: Anhänge der Gebärmutter (Uterus), also Eierstöcke (Ovarien) und Eileiter (Tuben).

Adnexektomie: Adnexentfernung. Operative Entfernung der Adnexe, also von Ovarien und Tuben (Eileiter).

Adrenal: die Nebennieren betreffend. Diese sitzen paarig beiderseits oberhalb der beiden Nieren. Sie bestehen aus Rinde- und Markanteil. Die Nebennieren bilden in den Rinden u. a. Cortison, Cortisol, Aldosteron und einige männliche Hormone, vor allem Dehydroepiandrosteron (DHEA) und DHEA-Sulfat (sog. Konjugat), ferner Androstendion und Testosteron. Sie können im Fettgewebe in Östrogene umgewandelt werden. Bei Erhöhung der Produktion männlicher Hormone können Entweiblichung, Vermännlichung, Hirsutismus (männliche Behaarung), Akne, Seborrhoe, Vertiefung der Stimme, Vergrößerung des Kitzlers (Clitorishypertrophie) und Steigerung der Sexualität (der Libido) entstehen.
Im Markanteil werden Adrenalin und Noradrenalin produziert, die für die Anpassung an Belastung und die Regelung des vegetativen Nervensystems verantwortlich sind.

Adrenalin: Hormon des Nebennierenmarks, das den Blutdruck erhöht und leistungssteigernd wirkt. Streßhormon.

Angina pectoris: Herzenge. Verengerung der Herzkranzgefäße durch Gefäßkrampf oder Arterienverkalkung. Symptome: Herzschmerzen, Angstgefühl, Herzschlagunregelmäßigkeiten infolge Unterversorgung des Herzmuskels mit Sauerstoff. Im Elektro-Kardiogramm Senkung der ST-Strecke. Organische Folge: Herzinfarkt, also Verschluß eines Astes der Herzkranzgefäße mit Untergang von Herzmuskelgewebe.

Akne: Hautpickel mit Talgsekretstau, Entzündung der Talgdrüse und Verschluß des Ausführungsganges. Verursacht durch erhöhte Androgenwerte.

Aldosteron: Hormon der Nebennierenrinde, das den Wasser-Salz-Haushalt kontrolliert.

Alopezie: Verlust der Kopfhaare, bei der Frau meist vom männlichen Typ (Geheimratsecken), bedingt durch erhöhte Werte männlicher Hormone aus Ovarien oder Nebennierenrinden oder – bei Östrogenmangel – durch Überwiegen der Androgene.

Amenorrhoe: Nichteintreten (primäre Amenorrhoe) oder Ausbleiben (sekundäre Amenorrhoe) der Regelblutung. Eventuell Symptom der Wechseljahre (siehe Menopause).

Anabolika: Medikamente, die sich von männlichen Hormonen ableiten, muskelkräftigend und leistungsfördernd wirken.
Mißbrauch im Sport. Bei Osteoporose wirksam. Weniger stark vermännlichend als Testosteron.

Androgene: männliche Hormone. In den Ovarien und den Nebennierenrinden gebildet, nämlich Androstendion, Testosteron und Dehydroepiandrosteron sowie Dehydroepiandrosteronsulfat. Im Übermaß gebildet, führen sie zu Akne, Seborrhoe, Alopezie, Hirsutismus und in stärkster Ausprägung zur Virilisierung mit Stimmvertiefung, Clitorishypertrophie, Libidosteigerung.

Androstendion: hauptsächliches Androgen der Ovarien. Auch in der Nebennierenrinde gebildet. Eher schwach wirksam. Höhere Blutspiegel bei der Frau als beim Manne. Im Fettgewebe wird es teilweise in Östron umgewandelt. Dieser Vorgang (Aromatisierung) ist während der Wechseljahre von Bedeutung als Quelle der restlichen Östrogene, wenn die Ovarien keine Östrogene mehr bilden.

Anovulation: Fehlen des Eisprungs (Ovulation). In der Prämenopause häufig. Folge: Ausbleiben der Gelbkörperbildung und zu lang dauernde, einseitige Östrogenwirkung.

Antiandrogene: Medikamente, die Androgene im Körper neutralisieren. Sie haben zum Teil auch Gestagenwirkung, wie Cyproteronazetat und Chlormadinonazetat, oder wirken wassertreibend, wie die Antialdosteronpräparate (siehe Adrenal).

Antihormone: künstliche, hormonähnliche Substanzen, die Hormonwirkungen abblocken, z. B. Antiandrogene, Antiöstrogene (Tamoxifen), Antigestagene (RU 486).

Antioxidantien: Substanzen, die Körperzellen vor freien Radikalen schützen, z. B. Vitamine C, E, β-Karotin, Spurenelement Selen (in Hefe). Stärkstes Antioxidans ist das Östrogen Östradiol.

Apoplexie: Schlaganfall.

Applikation: Anwendung, Verabfolgung.

Arteriosklerose: siehe Atherosklerose.

Ascites: Bauchwasser, oft Zeichen von Eierstockskrebs.

Atherosklerose: Arteriosklerose, Arterienverkalkung. Hauptursache ist eine Veränderung im Stoffwechsel der Fette (Lipoproteine). Östrogenmangel spielt bei der Frau eine Rolle bei der Entstehung.

Ausschabung: siehe Abrasio, Curettage.

B

Bauchspiegelung: siehe Pelviskopie.

Bestrahlung: In der Gynäkologie Verabfolgung von Röntgenstrahlen, schnellen Elektronen oder Radium zur Behandlung von Krebs nach einer Operation oder als alleinige Behandlung, wenn eine Operation nicht angezeigt ist.

Biopsie: Gewinnung von Gewebe durch einen kleinen Eingriff, beispielsweise von der Portio (Muttermund), dem Endometrium oder aus der Brust zwecks histologischer Untersuchung.

Brunst: siehe Östrus.

C

Calciferol: siehe Vitamin D

Calcitonin: Hormon der Schilddrüse, das zusammen mit dem Parathormon und Östrogenen den Knochenstoffwechsel regelt. Es hemmt den Knochenabbau und den Kalziumverlust. Bei Osteoporose mit Knochenschmerzen wird es in Form von Spritzen und Nasenspray eingesetzt, wirkt mit Östrogenen zusammen knochenerhaltend.

Carcinom: siehe Karzinom

Cervix oder Zervix: Halsteil der Gebärmutter mit dem Muttermund.

Cervixkarzinom: Krebs am Halsteil der Gebärmutter.

Cholecalciferol: siehe Vitamin D.

Clitoris: Klitoris. Kitzler, im oberen Bereich der Schamlippen gelegen. Vermittelt bei mechanischer Reizung sexuelle Lustempfindung.

Clitorishypertrophie: Vergrößerung der Clitoris, meist infolge erhöhter Androgene. Diese stammen entweder aus Ovarien oder Nebennierenrinden oder aus der Zufuhr von Testosteron oder Anabolika von außen.

Collum: siehe Cervix. Halsteil der Gebärmutter.

Computertomogramm: Abkürzung CT, siehe dort.

Corpuscarcinom: Korpuskarzinom, siehe Endometriumkarzinom.

Corpus luteum: Gelbkörper. Entsteht aus einem gesprungenen Follikel im Ovar während der zweiten Zyklushälfte. Bildet das Gelbkörperhormon Progesteron.

Corpus luteum-Hormon: das Gelbkörperhormon Progesteron. Es wandelt die durch Östradiol aufgebaute (proliferierte) Gebärmutterschleimhaut (Endometrium) in die Sekretionsphase um als Vorbereitung für Eieinbettung und Schwangerschaft. Wirkt schwangerschaftserhaltend, proliferationshemmend und krebsverhütend. Beeinflußt auch den Aufbau der Milchdrüse.

CT: Computertomogramm. Strahlendiagnostische, computergestützte Darstellung des Körpers in Form von Quer- oder Längsschnitten in verschiedenen Ebenen zur räumlichen Darstellung von Organen auf der Suche nach krankhaften Veränderungen. Methode zur dreidimensionalen Darstellung der Knochenstruktur und zur Bestimmung des Mineralgehalts und der Dichte des Knochens.

Curettage: siehe Abrasio.

Cyclus: siehe Zyklus.

Cyproteronacetat: Medikament (Androcur) mit antiandrogener und gestagener Wirkung. Mit Östradiol zusammen zur Behandlung von Hirsutismus in den Wechseljahren verwendet.

Cyste: siehe Zyste.

Cytologie: siehe Zytologie.

D

Diagnose: Erkennung und Benennung einer Krankheit.

Diagnostik: das diagnostische Vorgehen, das Nutzen der Untersuchungstechnik.

Densitometrie: Dichtemessung der Knochen mittels Röntgen- oder Photonen-Absorption (SPA, DPA, DPX, CT, siehe dort). Die Dichte wird durch den Mineralgehalt (Kalziumsalze) bestimmt.

Depot-Hormone: Intramuskulär spritzbare Hormone mit verlängerter Wirksamkeit durch Bindung an Fettsäuren, beispielsweise Östradiolvalerat (Progynon-Depot) und Dehydroepiandrosteronenantat (Gynodian-Depot). Vier Wochen wirksam.

Depression: Niedergeschlagenheit, Mutlosigkeit. In den Wechseljahren meist eine reaktive depressive Verstimmung als Folge der Östrogenmangelerscheinungen und der daraus entstehenden vielfältigen Beschwerden.

Diabetes: Zuckerkrankheit. Der Körper kann den zugeführten Zucker aufgrund einer Erschöpfung der Bauchspeicheldrüse nicht mehr regulieren. Insulin oder Medikamente, die die Insulinabsonderung verstärken, müssen daher zugeführt werden. Zusätzlich ist strenge Diät nötig. Diabetes tritt gehäuft bei Frauen in den Wechseljahren auf. Es bestehen Beziehungen zum Östrogenmangel und zu einem Überangebot von männlichen Hormonen.

DHA: Dehydroepiandrosteron (Prasteron). Nebennierenrinden-hormon mit sehr schwacher vermännlichender Wirkung. Wird zur Behandlung klimakterischer Beschwerden mit Östrogenen zusammen eingesetzt. Siehe Depothormone.

Dienzephalon: Zwischenhirn. Regelzentrum im Gehirn (Thalamus und Hypothalamus). Steuert die Tätigkeit der Hypophyse durch die Bildung zahlreicher Freisetzungs- und Hemmungshormone. Sitz für Hunger, Durst, Schlaf, Sexualität, Kreislauf und Körpertemperaturregelung.

Dilatation: im engeren Sinne Erweiterung des Muttermundes. Geschieht durch Metallstifte zunehmender Dicke (Hegarstifte) bei Ausschabung der Gebärmutter oder Ausräumung einer Fehlgeburt. Neuerdings auch durch Prostaglandinhormone. Dilatation des Muttermundes und Ausstoßung der Frucht erreichbar.

DNS: Desoxyribonukleinsäure. Träger der Erbinformation (englisch = DNA).

Dopamin: im Gehirn, besonders im Dienzephalon gebildete hormonähnliche Substanz, die subjektives Befinden, Schlaf und Schmerzempfindung beeinflußt. Es hemmt außerdem die Freisetzung des Hypophysenvorderlappenhormons Prolaktin.

DPA: duale Photonenabsorptiometrie. Knochendichtemessung mit zwei Strahlengängen, wobei der eine die Knochendichte, der andere die Weichteildichte mißt. Knochendichte minus Weichteildichte ergibt die wahre Knochendichte. Strahlenquelle ist das Element Gadolinium. Geringe Strahlenbelastung.

DPX: Wie DPA. Stahlenquelle ist eine Röntgenröhre. Geringe Strahlenbelastung. Hohe Zuverlässigkeit.

Durchbruchblutung: Blutung aus der Gebärmutterschleimhaut, weil die Östrogen- oder Progesteronwirkung nicht mehr ausreicht, um das Endometrium zu erhalten.

Dysmenorrhoe: schmerzhafte Regelblutung.

E

Eileiter: siehe Tube.

Embolie: Ein Blutgerinnsel (Thrombus) an einer Venenwand kann vom Blutstrom losgerissen werden und gelangt mit dem Blutkreislauf über das Herz in die Arterien, bis es in einem engen Blutgefäß steckenbleibt und es verschließt. Das Ereignis verursacht einen Kreislaufschock. Die hinter dem Embolus gelegenen Gewebsteile sterben ab (Infarkt), z. B. in der Lunge.

endokrine Drüse: Körpergewebe, das Hormone bildet und absondert.

Endokrinologie: Lehre von den Hormonen (innere Sekretion).

Endokrinopathie: Erkrankung endokriner Drüsen.

Endometriose: Endometrium, das sich außerhalb der Gebärmutterhöhle gebildet oder eingepflanzt hat, beispielsweise in den Eileitern oder in der Bauchhöhle. Es steht, ebenso wie das Endometrium im Uterus unter dem Einfluß der Ovarialhormone, kann wachsen (Östrogene), sich zurückbilden (Gestagene) und bluten. Dadurch werden die Endometrioseschmerzen verursacht.

Endometrium: Gebärmutterschleimhaut. Unter Östrogeneinfluß Wachstum (Proliferation). Unter Progesteron- oder Gestageneinfluß sekretorische Umwandlung als Vorbereitung auf Eieinpflanzung und Schwangerschaft. Sezerniert (Sekretion) werden Kohlenhydrate und Eiweißstoffe, die der Ernährung des Eies dienen. Abblutung mit der Regel.

Endometriumkarzinom: Krebs der Gebärmutterschleimhaut. Auch Corpuskarzinom genannt. Meist bei älteren Frauen nach der Menopause. Behandlung durch Entfernung von Uterus und Adnexen oder Bestrahlung. Gute Heilungsergebnisse bei frühzeitiger Erkennung. Verhütung und Behandlung durch Gelbkörperhormon möglich.

Endorphine: im Gehirn gebildete morphium-ähnliche Hormone, die das Befinden und die Schmerzempfindlichkeit beeinflussen.

Epithel: oberflächliche Zellagen von Organen, z. B. Haut, Schleimhäute, Scheide, Darm.

Epithelkörperchen: mehrere kleine hormonbildende Drüsen an der Nebenschilddrüse. Sie bilden das Parathormon, das den Kalziumspiegel und den Knochenstoffwechsel mitreguliert.

Estrogene: amerikanische Schreibweise für Östrogene

Ethinylestradiol: früher Äthinylöstradiol. Hochwirksames künstliches orales Östrogen, beispielsweise in der empfängnisverhütenden Pille enthalten.

Exstirpation: Entfernung, Herausnahme eines Organs, z. B. Uterusexstirpation.

F

Fertilität: Fruchtbarkeit

Femur: Oberschenkel. Bei Osteoporose bevorzugt Brüche im Schenkelhals oder im Schaftbereich des Femurs.

Fibrin: Faktor der Blutgerinnung.

Follikelhormon: Östrogen, siehe dort.

Follikelpersistenz: Bei Ausbleiben des Follikelsprungs bleibt der Follikel erhalten und bildet weiterhin Follikelhormon. Ein Gelbkörper kann daher nicht entstehen. Die Gebärmutterschleimhaut wuchert. Blutungsstörungen treten auf. Vorkommen besonders häufig in der Prämenopause.

Fraktur: Knochenbruch. In den Wechseljahren meist Folge einer Osteoporose infolge Östrogenmangels.

Frigidität: Gefühlskälte im sexuellen Bereich.

FSH: Follikelstimulierendes Hormon des Hypophysenvorderlappens. Es bewirkt Wachstum und Reifung der Follikel im Ovar. Nach dem Ausfall der Ovarialfunktion in den Wechseljahren steigt das FSH wegen des Ausfalls der zügelnden Wirkung der Östrogene, des Progesterons und des Hormons Inhibin stark an.

G

Gelbkörper: siehe Corpus luteum

Genitale: Geschlechts- und Zeugungsorgane, nämlich Vulva, Vagina Uterus und Adnexe.

Gestagene: Substanzen mit Gelbkörperhormonwirkungen, nämlich Progesteron als natürliches Hormon sowie alle in der Retorte hergestellten Wirkstoffe mit Gestagencharakter, auch Progestagene genannt. Siehe Corpus-luteum-Hormon und Progesteron.

Gonadotropine: im Hypophysenvorderlappen gebildete Hormone, nämlich FSH und LH (siehe dort), welche im Ovar Follikelwachstum, Eisprung und Gelbkörperbildung regeln.

Granulosa: innere Zellschicht des Follikels, welche aus den in der Thecazellschicht gebildeten Androgenen die Östrogene und nach dem Follikelsprung im dann entstehenden Gelbkörper das Progesteron herstellt.

H

Herzinfarkt: Absterben von Herzmuskelgewebe nach Verschluß eines Herzkranzgefäßes.

Hirnanhangdrüse: siehe Hypophyse.

Hirsutismus: vermehrte Körperbehaarung der Frau vom männlichen Typ. Tritt besonders an Oberlippe, Kinn, Wangen, Hals, Brust und Unterbauch auf. Ursache meist erhöhte Androgenwerte der Ovarien, der Nebennierenrinden oder Zufuhr von Androgenen und Anabolika von außen. Behandlung durch Östrogene und Antiandrogene möglich.

Histologie: feingewebliche Untersuchung einer Gewebsprobe nach Dünnschnitt, Färbung und Einbettung auf Objektträger im Mikroskop durch den Histopathologen. Dadurch histologische Diagnosestellung oder -sicherung als Behandlungs- und Prognosegrundlage möglich. Die Histologie dient vor allem zum Ausschluß oder zur Bestätigung einer Karzinomdiagnose. Die histologische Gradeinteilung (Grading) gibt Auskunft über den Grad der Bösartigkeit sowie über die erforderlichen Behandlungsmaßnahmen und die Heilungsaussichten.

Homöopathie: Umstrittene Lehre Hahnemanns, wonach Stoffe, die Krankheiten hervorrufen, diese in hohen Verdünnungen (Potenzen) auch heilen können.

Hormonanalyse: Untersuchung der Hormonspiegel, meist im Blut.

Hormone: von endokrinen Drüsen oder von Geweben gebildete Botenstoffe, die das harmonische Zusammenwirken aller Körperteile und -funktionen im Sinne der Lebenserhaltung und der Fortpflanzung sichern. Siehe Östrogene, Androgene, Progesteron, Gestagene, Gonadotropine, FSH, LH, Cortisol. Künstlich hergestellte oder aus natürlichen Quellen hergestellte Hormone werden zur Therapie von Hormonstörungen verwendet.

Hormonrezeptoren: Empfängerproteine an den Oberflächen der Zielorgane der Hormone, welche die Hormone spezifisch erkennen, binden und in die Zellen einschleusen, wo sie dann über Mittlerstoffe ihre typische Wirkung entfalten können.

Hormonsubstitution: Zufuhr eines fehlenden Hormons zur Beseitigung der dadurch bedingten Ausfallserscheinungen.

Hydroxylapatit: chemische Form, in der das Kalzium in die Knochensubstanz eingelagert wird und die dem Knochen seine Härte und Bruchfestigkeit gibt.

Hyper (griechisch): zu stark, zu viel.

Hypercholesterinämie: zu hohe Cholesterinwerte. Arteriosklerosegefahr.

Hyperinsulinismus: zu hohe Insulinwerte durch Überfunktion des Pankreas (Geschwulst: Insulinom). Auch bei Östrogenmangel und dadurch bedingtem Androgenüberschuß in den Wechseljahren häufig. Kann zum Altersdiabetes führen. Fördert die Entstehung der Arteriosklerose.

Hyperlipidämie: zu hohe Blutfettwerte.

Hyperparathyreoidismus: Überfunktion der Nebenschilddrüsen mit vermehrter Bildung des Parathormons. Kann Osteoporose erzeugen.

Hyperplasie: Vergrößerung, z. B. Endometriumshyperplasie: Wucherung der Gebärmutterschleimhaut durch anhaltende Östrogenwirkung und Fehlen von Progesteron.

Hyperthyreose: Überfunktion der Schilddrüse. Kann (mit den Symptomen Schwitzen und Herzklopfen) Beschwerden erzeugen, die denen in den Wechseljahren ähnlich sind. Daher: Wenn Östrogene nicht so wirksam sind wie erwartet, sollte die Diagnose Wechseljahrsbeschwerden noch einmal überprüft und eine Hyperthyreose ausgeschlossen werden.

Hypertonie: erhöhter Blutdruck. Gefährdung für Schlaganfall.

Hypo-: zu wenig, zu klein, zu schwach, z. B. Hypoplasie des Uterus, der Brust, Hypotonie: zu niedriger Blutdruck.

Hypophyse: Abkürzung: HVL (Hypophysenvorderlappen). Hirnanhangdrüse. Vom Zwischenhirn (Hypothalamus) gesteuert. Bildet im Vorderlappen u. a. die Hormone (FSH und LH), welche die Eierstöcke zu Follikelwachstum, Eisprung und Gelbkörperbildung anregen. Bildet ferner das Brusthormon (Prolaktin), Wachstums- und Streßhormon (ACTH). Im Hinterlappen (HHL) wird das Wehenhormon (Oxytocin) gespeichert.

Hypothalamus: Zwischenhirn. Der Hypophyse übergeordnetes Zentrum. Auch für Wärmeregelung, Appetit und Kreislauf verantwortlich. Siehe Dienzephalon.

Hysterektomie: Entfernung der Gebärmutter. Vaginal (von der Scheide her) oder abdominal (vom Bauch her).

I

Immunität: Schutz vor Infektionen durch angeborene oder erworbene Abwehrkraft der Zellen und Gewebe.

Infarkt: am Herzmuskel Gewebeuntergang als Folge mangelnder Sauerstoffversorgung infolge Durchblutungsminderung der Herzkranzgefäße oder Verschluß der Gefäße.

Inhibin: von den Graulosazellen der Follikel gebildetes Hormon, das die Bildung und Absonderung des FSH der Hypophyse hemmt. Inhibin sinkt mit Beginn der Wechseljahre ab, wodurch FSH ansteigt.

Injektion: Einspritzung. Intravenös (in die Vene), subkutan (unter die Haut) oder intramuskulär (in den Muskel).

Inkontinenz: Unfähigkeit, den Harn (oder Stuhl) zu halten.

Insuffizienz: unzureichende Funktion (z. B. einer Hormondrüse). Die dadurch bedingten Ausfallserscheinungen werden durch die Zufuhr des fehlenden Hormons (Substitution) behandelt. Auch Herzinsuffizienz.

Insulin: Hormon des Pankreas. Es regelt Kohlenhydratstoffwechsel und Wachstum. Insulin wirkt über Hyperinsulinismus bei der Entstehung der Atherosklerose mit.

I.V.-Pyelogramm: intravenöses Pyelogramm. Ein in die Armvene eingespritztes jodhaltiges Kontrastmittel führt über seine Nierenausscheidung zur Kontrastdarstellung von Nierenbecken und Harnleitern. Es wird zum Ausschluß von Krankheiten und Mißbildungen der ableitenden Harnwege und zur Operationsvorbereitung angefertigt.

K

Kalzium: wichtiges Mineral, das mit der Nahrung zugeführt werden muß: Bestandteil jeder Zellfunktion. Gibt durch die Einlagerung in das knöcherne Stützgewebe dem Knochen seine Festigkeit. Kalzium ist vor allem in Milchprodukten enthalten. Bei Kalziummangel entsteht eine Osteoporose mit der möglichen Folge von Knochenbrüchen. Eine ausreichende Kalziumzufuhr ist die Grundlage jeder Vorbeugung und Behandlung der Osteoporose.

Karzinom: Krebs. Unkontrollierte Zellwucherung, die sich ausbreitend alle Organ- und Zellgrenzen durchbricht und durch Einwachsen in Lymph- und Blutgefäße an entfernten Stellen Tochtergeschwülste (Metastasen) bilden kann.

Kastration: Ausschaltung der Eierstöcke (Oophorektomie) oder der Hoden durch Bestrahlung oder operative Entfernung. Folge: Unfruchtbarkeit und Hormonmangel.

Klimakterisches Syndrom: die typischen, ursächlich zusammengehörigen Beschwerden der Wechseljahre, bedingt durch Östrogenmangel.

Klimakterium: Wechseljahre der Frau, verursacht durch das Aufhören der Ovarialfunktion, etwa um das 50. Lebensjahr. Die typischen Symptome sind durch Östrogenmangel bedingt und können durch Östrogene behoben werden.

Klitoris: siehe Clitoris.

Knochenmasse: die Gesamtmenge des Knochens einer Person im Verhältnis zum Gesamtkörpergewicht. Ihre Abnahme wird als Osteopenie oder, wenn mit Knochenbrüchen einhergehend, als Osteoporose bezeichnet. Die Knochenmasse wird in der Jugend – bis etwa zum 25. Lebensjahr – angelegt. Zu diesem Zeitpunkt ist die maximale Knochendichte erreicht. Von da ab zehrt der

Mensch sein ganzes Leben lang von diesem Vorrat, der besonders bei Östrogenmangel (wie im Klimakterium) stärker abnimmt.

Kohabitation: Geschlechtsverkehr.

Kollagen: Eiweißartiger Hauptbestandteil der Knochengrundsubstanz und des Bindegewebes.

Kollumkarzinom: Krebs am Halsteil der Gebärmutter, auch Portio- oder Zervixkarzinom.

Kolpitis: Scheidenentzündungen. Die Kolpitis älterer Frauen ist fast immer durch Östrogenmangel bedingt.

Kolposkopie: Betrachtung des Muttermundes durch die Scheide hindurch mittels eines Kolposkops, eines optischen Geräts mit bis zu vierzigfacher Vergrößerung. Dient zur Früherkennung beginnender bösartiger Veränderungen.

Kompakta: fester Knochenanteil, beispielsweise Knochenrinde an den Röhrenknochen der Arme und Beine. Umgibt die Spongiosa.

Kompressionsfraktur: Zusammensintern eines Wirbels durch Einbruch der Deckplatten und Zusammenpressen der gitterartigen Grundstrukturen. Dadurch Verformung und Höhenabnahme des Wirbels: Keil- und Fischwirbelbildung. Folge: Kyphose, also Rundrücken (Witwenbuckel), mit Abnahme der Körpergröße.

Konisation: kegelförmige, aus dem Muttermund herausgeschnittene Gewebeprobe zur histologischen Untersuchung, meist zur Klärung eines verdächtigen Abstrichs oder eines nicht eindeutigen Kolposkopiebefundes am Muttermund.

Konstitution: die durch Vererbung mitgegebene körperliche Beschaffenheit.

Koronarinsuffizienz: koronare Herzkrankheit. Ungenügende Fähigkeit der Herzkranzgefäße, den Herzmuskel mit ausreichend Blut und Sauerstoff zu versorgen. Folge einer Arterienverkalkung oder von Gefäßkrämpfen.

Korpuskarzinom: Corpuscarcinom. Siehe Endometriumkarzinom.

Kyphose: buckelige Verkrümmung der Wirbelsäule, bei älteren Frauen meist durch Östrogenmangel-Osteoporose bedingt.

L

Laparaskopie: Bauchspiegelung. Betrachten des Bauchraums mit einem optischen Kaltlichtgerät zur Diagnostik krankhafter Veränderungen und zur Durchführung kleinerer operativer Eingriffe vom Nabel aus. Im kleinen Becken Pelviskopie genannt.

Laparatomie: operative Eröffnung der Bauchhöhle durch Quer- oder Längsschnitt zur Wiederherstellung oder Entfernung innerer Organe.

Laser: englische Abkürzung (Light Amplification by Stimulated Emission of Radiation). Durch Bündelung verstärkter Lichtstrahl, der zum gewebeschonenden blutungsarmen Schneiden bei Operationen verwendet wird.

LH: Luteinisierungshormon.

Libido: sexuelle Lustempfindung, Wunsch nach geschlechtlicher Betätigung. Größtenteils abhängig von der Wirkung des Hormons Testosteron.

Luteinisierungshormon: LH. Hypophysenhormon. Es bewirkt den Eisprung und die Gelbkörperbildung.

Lymphdrüsen: Drüsen im Abflußbereich der Gewebsflüssigkeit, beispielsweise unter der Achsel, über dem Schlüsselbein, im Halsdreieck, in der Leistenbeuge oder im Bauchraum. Eine Art Filterstation. Schwellung bei Entzündung oder bei Krebserkrankungen. Bei Krebsoperationen werden die regionären Lymphdrüsen mitentfernt.

Lynestrenol: künstliches Gestagen der Nortestosteronreihe, das sich also vom männlichen Hormon Testostern ableitet. Besonders geeignet zur kurzfristigen Verwendung mit dem Ziele der Stillung von Gebärmutterblutungen, der Stabilisierung des Zyklus oder der gänzlichen Unterdrückung einer Blutung aus der Gebärmutter.

M

Maligne: bösartig

Malignom: bösartige Geschwulst.

Mamille: Brustwarze.

Mamma: die weibliche Brust.

Mammakarzinom: Brustkrebs. Häufigster Krebs der weiblichen Geschlechtsorgane.

Mammographie: Röntgenaufnahme der Brust mit besonderer Technik zur Früherkennung des Mammakarzinoms. Mit den modernen Geräten und Filmen geringe Strahlenbelastung. Empfehlung: Vom 40. Lebensjahr ab Mammographie alle zwei Jahre. Bei unklaren Befunden gegebenenfalls kürzere Abstände.

Maskulin: männlich. Maskulinisierung = Vermännlichung = Virilisierung.

Mastalgie: siehe Mastodynie.

Mastitis: Brustentzündung. Wenn kein zeitlicher Zusammenhang mit einer Entbindung besteht, muß bei älteren Frauen ein Brustkrebs (entzündliche Form) ausgeschlossen werden.

Mastodynie: schmerzhafte Brust durch Störung im hormonalen Gleichgewicht.

Mastopathie: mit Spannungsgefühl und Schmerzen einhergehende gutartige Brusterkrankung. Meist mit bindegewebigen Verhärtungen und Knotenbildung einhergehend: Mastopathia fibrosa cystica, Zystenbrust. Ursache meist einseitige überhöhte Östrogenwirkung bei Fehlen von Progesteron oder Gestagen. Diagnostik durch Mammographie, Ultraschall oder durch Punktion mit Gewinnung von Gewebe oder Zystenflüssigkeit zur zytologischen Untersuchung. Mammographie nach Entleerung der Zyste und Einspritzen von Luft diagnostisch besonders ergiebig. Eventuell Probeexzision verdächtiger Knoten. Nur eine stark proliferierende Mastopathie kann sich vielleicht zum Brustkrebs weiterentwickeln.

Medikation: ärztliche Verordnung eines Medikaments.

Menarche: erste Regelblutung bei jungen Mädchen.

Menopause: Zeitpunkt der letzten vom Ovar gesteuerten Regelblutung unter Einschluß des Zeitraums von einem Jahr danach.

Menorrhagie: verstärkte Regelblutung, oft mit Hypermenorrhoe (verlängerter Blutung) verbunden.

Menstruation: die normale Regelblutung nach regelrechter Östrogenphase, Ovulation und Progesteronphase. Abbruch der Hormonwirkung mit Entzugsblutung und Abstoßung des Endometriums, wenn keine Schwangerschaft eingetreten ist.

Metastase: Tochterabsiedelung einer bösartigen Geschwulst in vom Tumorherd entfernten Organen. Ausbreitung auf dem Wege über die Blut- und Lymphbahn.

Metrorrhagie: unregelmäßige uterine Blutung ohne erkennbaren Zusammenhang mit dem normalen Zyklus.

Migräne: Anfallsweise auftretender halbseitiger Kopfschmerz. Kann mit einem rasch abfallenden Östrogenspiegel in Zusammenhang stehen.

Myokardinfarkt: Herzinfarkt.

Myome: gutartige Muskel-Bindegewebsknoten in der Muskulatur der Gebärmutter. Können in Richtung Endometrium nach innen wachsen (submukös). Dann unstillbare Blutungen, Entfernung des Myoms erforderlich. Bei Sitz in der Muskulatur des Gebärmutterkörpers (intramural) meist keine Beschwerden. Bei Wachstum in Richtung Bauchfellüberzug und Bauchhöhle Komplikationen – zum Beispiel Drehung des Myoms um seinen Stiel – möglich. Bei sehr großen Myomen Gefahr der Ernährungsstörung (Nekrose), zeigt sich durch starke Schmerzen. Die meisten Myome machen aber keine Beschwerden, selbst wenn sie sehr groß sind. Nach den Wechseljahren wachsen sie nicht mehr und können sogar schrumpfen. Unter Östrogenzufuhr können sie wachsen. Daher ist ein Gestagenzusatz, der ihr Wachstum hemmt, zu empfehlen. Entartung zu einer bösartigen Geschwulst ist sehr selten. In diesem Fall sehr rasches Wachstum. Myome lassen sich im Ultraschall sehr gut darstellen und in ihrem Wachstum kontrollieren.

N

Nanogramm = 10^{-9} Gramm.

Nebennieren: Oberhalb der Nieren gelegene Drüsen, die Cortisol, Aldosteron und männliche Hormone bilden, vor allem Dehydroepiandrosteron (Prasteron) und sein Sulfat. Die Androgene der Nebennieren können im Fettgewebe in Östrogene umgewandelt werden. Dies spielt für den Östrogenspiegel in den Wechseljahren eine Rolle.

Nebenschilddrüsen: Neben der Schilddrüse gelegen, bilden das Parathormon, das den Knochenabbau regelt. Östrogene sind direkte Gegenspieler des Parathormons.

Nekrose: Absterben von Gewebe.

NMR: Nuclear Magnetic Resonnance. Darstellung der inneren Organe des menschlichen Körpers mit Hilfe der Erzeugung starker magnetischer Spannungen. Im Ergebnis der Röntgenaufnahme oder dem Computertomogramm ähnlich. Keine Strahlenbelastung.

Noradrenalin: Hormon der Nebennierenrinde mit Kreislaufwirkung.

Nortestosteron: stark wirksames Gestagen, das sich in seiner Bauformel vom männlichen Hormon Testosteron ableitet. Besitzt einen geringen Rest von Androgenwirkung. Besonders für Zyklusstabilisierung und Stillung hormonal bedingter Blutungen geeignet.

O

Ödem: Wasseransammlung, besonders in den Beinen, zum Beispiel bei Überdosierung der Östrogene.

Östradiol: das von den Ovarien gebildete quantitativ wichtigste und wirkungsstärkste Östrogen. Steht für die Behandlung zur Verfügung.

Östriol: schwaches Östrogen. Umwandlungs- und Ausscheidungsprodukt. Bei Gabe einer Dosis täglich keine Wirkung auf das Endometrium und daher keine Blutungen, nur geringer Einfluß auf den Körperstoffwechsel. Kein Einfluß auf die Osteoporose. Zur Behandlung leichter Beschwerden und zur örtlichen Anwendung, insbesondere wenn Blutungen unerwünscht sind.

Östrogene: unabhängig von der chemischen Struktur alle Substanzen, die im Tierversuch am Nager brunsterzeugend wirken und beim Menschen die typischen Wirkungen des Östradiol an den Zielorganen und im Stoffwechsel ausüben.

Östron: hauptsächliches Östrogen im Blut der Frau nach der Menopause. Ensteht aus Androgenen der Ovarien und der Nebennieren im Fettgewebe, ferner auch aus Östradiol. Wird erst nach Umwandlung in Östradiol in der Zelle voll wirksam. Bei oraler Einnahme von Östradiol entsteht in der Darmwand Östron.

Östrus: Brunst.

Oophorektomie: operative Entfernung der Eierstöcke (Ovarektomie).

oral: Einnahme durch den Mund, beispielsweise von Tabletten, Tropfen.

Orgasmus: Erregungsstadium, Höhepunkt beim Geschlechtsverkehr.

Osteoblasten: knochenbildende Zellen. Gestagene regen die Osteoblastentätigkeit an, ebenso Parathormon, Kalzium und Fluor.

Osteodensitometrie: Messung von Knochendichte bzw. Mineralgehalt.

Osteoklasten: knochenabbauende Zellen. Osteoblasten und Osteoklasten stehen normalerweise in Gleichgewicht. Bei der Osteoporose herrscht die abbauende Tätigkeit der Osteoklasten vor. Östrogene hemmen die Osteoklastentätigkeit; in gleicher Richtung wirkt das Hormon der Schilddrüse, das Calcitonin, zusammen mit dem Vitamin D.

Osteopenie: Verminderung der Knochenmasse.

Osteoporose: Knochenschwund. Mögliche Folge: Knochenbrüche. Zahlreiche Ursachen. Nach der Menopause meist durch Östrogenmangel.

Ovar: der Eierstock. Bildet Östrogene und Progesteron.

Ovarektomie: operative Entfernung der Ovarien.

Ovarialcyste: meist mit Flüssigkeit gefülltes Bläschen im Eierstock, überwiegend gutartig.

Ovarialhormone: Östrogene und Progesteron, Inhibin, Androstendion.

Ovarialkarzinom: Eierstockskrebs.

Ovulation: Eisprung.

P

Pankreas: Bauchspeicheldrüse. Bildet das Hormon Insulin, das den Zuckerstoffwechsel regelt.

Papanicolaou: amerikanischer Anatom griechischer Abstammung, der die Hormon- und Krebsdiagnostik aus dem Scheiden- und Muttermundabstrich entwickelte. Dieser gehört heute zur Routine der Vorsorgeuntersuchung und gibt hohe Sicherheit in der Früherkennung des Zervixkarzinoms. Abkürzung: Pap. für Muttermundabstrich.

Papillomavirus: Erreger der Entstehung von Feigwarzen an den äußeren Geschlechtsteilen, Scheide und Muttermund.

Parathormon: Hormon der Nebenschilddrüse, fördert den Knochenabbau durch Anregung der Osteoklasten.

Pathologie: Krankheitenlehre. Pathologe = Arzt, der Krankheit und Todesursache an der Leiche feststellt. Histo-Pathologe: Pathologe, der an Gewebsteilen, die durch Biopsie, Probeexzision, Abrasio oder Operation gewonnen wurden, die Krankheitsdiagnose stellt.

P.E.: siehe Probeexzision.

Pelviskopie: Bauchspiegelung vom Nabel aus im kleinen Becken. Zur Diagnostik und Behandlung von Unterleibserkrankungen.

Peptide: kleine Eiweißmoleküle aus mehreren miteinander verbundenen Aminosäuren. Einige der im Zwischenhirn und der Hypophyse gebildeten Hormone sind Peptide.

Perimenopause: Prä- und Postmenopause.

pg: Pikogramm = Millionster Teil eines Gramms (10^{-12}). Die Hormonwerte im Blut liegen in diesem oder im Nanogramm-Bereich.

Phytotherapie: Behandlung mit Pflanzenzubereitungen.

Placebo: Scheinmedikament, das keine wirksame Substanz enthält, aber genauso aussieht, wie das zu prüfende wirksame Medikament. Bei einer wissenschaftlichen Untersuchung auf Wirksamkeit sollen weder Arzt noch Patient während der Einnahmeperiode wissen, welches das echte Medikament ist (Doppelt-Blindversuch).

PMS: siehe prämenstruelles Syndrom.

Polymenorrhoe: zu häufige Blutung.

Polyp: gestieltes, kleines, gutartiges Schleimhautgebilde, beispielsweise am Muttermund oder im Endometrium.

Portio: Portio vaginalis uteri = Teil der Gebärmutter, der in die Scheide hineinragt, besteht aus Portiooberfläche, Muttermund, Halskanal und Halsteil (Cervix oder Collum). Von Portiooberfläche und Halskanal wird der Papanicolaou-Abstrich zur Krebsvorsorge entnommen.

Posthysterektomie-Syndrom: Beschwerden nach operativer Entfernung der Gebärmutter.

Postmenopause: die Jahre nach der Menopause bis zum Alter (Senium).

pQCT: peripheres quantitatives Computertomogramm, bestimmt Knochendichte am peripheren Skelett, also Radius, Tibia, Fersenbein (Calcaneus).

Prämenopause: die (etwa fünf) Jahre vor Eintreten der Menopause.

Prämenstruelles Syndrom: eine Reihe von Beschwerden, die in der letzten Woche vor Beginn der Regelblutung auftreten, wie Brustspannung, Wassereinlagerung, Gewichtszunahme, Verstopfung, Migräne, Nervosität, Aggressivität. Ursache ist eine Störung des hormonalen Gleichgewichts.

Prävention: Vorbeugung von Erkrankungen. Auch Prophylaxe genannt.

Prasteron: Dehydroepiandrosteron, siehe Androgene.

Pregnandiol: Ausscheidungsprodukt von Progesteron im Harn. Bestimmung gegenwärtig nicht mehr üblich. Dafür Bestimmung von Progesteron im Blut.

Probeexzision: Entnahme von Gewebe zur histologischen Untersuchung. Abkürzung: P.E.

Progesteron: das im Gelbkörper des Ovars nach dem Follikelsprung gebildete Hormon. Es wandelt das unter Östrogen gewachsene (proliferierte) Endometrium in die Sekretionsphase um und schafft dadurch das »Bett« für die Einpflanzung des befruchteten Eies. Es wirkt schwangerschaftserhaltend. Absinken des Progesteronspiegels (wenn eine Schwangerschaft nicht eintritt) löst die Regelblutung aus. Progesteron wirkt in der Behandlung blutstillend. Bei Progesteronmangel (Fehlen des Eisprungs, Gelbkörperschwäche oder Fehlen des Gelbkörpers) treten Zyklusstörungen wie Poly- oder Öligomenorrhoe auf (siehe dort). Durch Hemmung der Östrogenwirkung an der Gebärmutterschleimhaut wirkt Progesteron am Endometrium krebshemmend.

Progestogen: englische Bezeichnung für Präparate mit Progesteronähnlicher Wirkung = Gestagen.

Prognose: Vorhersage über den Verlauf einer Erkrankung.

Progredienz: Fortschreiten einer Erkrankung.

Prolaktin: Hormon des Hypophysenvorderlappens. Bei erhöhten Werten (über 15 ng/ml, bzw. über 300 Internationale Einheiten) tritt Gelbkörperschwäche oder Ausbleiben des Eisprungs ein. Erhöhte Werte sind manchmal auch Ursache für Migräne. Bei sehr hohen Prolaktinwerten (mehr als 200 ng/ml) muß man an eine Geschwulst des Hypophysenvorderlappens (Prolaktinom) denken.

Proliferation: vermehrte Zellteilung, dadurch Gewebevermehrung, Wachstum.

Prophylaxe: Vorbeugung = Prävention.

Prostaglandine: Wehenhormon. Vermehrt bei der schmerzhaften Regelblutung.

Proteine: Eiweißstoffe.

Psychopharmaka: Medikamente, die das geistig-seelische Befinden und die psychische Leistungsfähigkeit beeinflussen.

psychosomatisch: den Einfluß des Seelischen auf das Körperliche betreffend, seelisch hervorgerufene oder beeinflußte körperliche Erkrankungen.

Psychotherapie: Krankheitsbeeinflussung durch Behandlung seelischer Probleme.

Punktion: Absaugen von Flüssigkeit durch Nadel und Spritze, zum Beispiel von Blut = Venenpunktion, Bauchwasser = Aszitespunktion, Lungenfell = Pleurapunktion, Zysten = Zystenpunktion.

Q

QCT: Quantitative Computertomographie, siehe CT.

R

Radikale, freie: aus verschiedenen Verbindungen durch Stoffwechselreaktionen freigesetzte Elektronen, die zellzerstörend wirken (z. B. Arterienverkalkung, Krebs, Altern).

Radikaloperation: Entfernung der ganzen Gebärmutter (Uterus) mit Parametrien (seitliches Beckenbindegewebe und Haltebänder der Gebärmutter) mit dem oberen Teil der Scheide, je nach Behandlungsziel auch mit Adnexen (Eileiter, Eierstöcke), Bauchfell, Netz und örtlichen Drüsen. Nur bei großen Krebsoperationen nötig.

Radius: Speiche, Unterarmknochen. Radiusfraktur bei Osteoporose nach Hinfallen häufig.

Regelkreis: System, in dem bestimmte Funktionen geregelt werden, (z. B. Hypophysenvorderlappen – Ovarien), siehe Rückkopplung.

Rezeptoren: Proteine in der Zelle, die Hormone spezifisch binden und in den Zellkern einschleusen, wo sie ihre typische Wirkung entfalten. Praktische Bedeutung für die Tumorbiologie. Ein Krebs, dessen Zellen noch Rezeptoren besitzen (Rezeptor-positive Fälle) ist weniger bösartig und besser heilbar. Er kann erfolgreich mit hormonalen Zusatzverfahren behandelt werden.

Rezidiv: Rückfall. Wiederauftreten eines (Krebs-)Leidens nach einem krankheitsfreien Intervall.

Rückkopplung: englisch: feed back. Aus der Regeltechnik entlehnter Begriff der Selbstregulierung von Systemen durch gegenseitige Beeinflussung. Beispiel: Ovarien rückgekoppelt zu Hypophyse–Zwischenhirn. Positive Rückkoppplung: das Signal Östradiolspiegel steigert die Antwort des Signalempfängers Luteinisierendes Hormon (LH) im Hypophysenvorderlappen. Negative Rückkopplung: Hohe Östradioldosis hemmt LH.

S

Schilddrüse: bildet Thyroxin und Calcitonin (siehe dort). Eine Schilddrüsenüberfunktion kann die Symptome des Klimakteriums nachahmen. Sie führt zu einer erhöhten Gefährdung für Osteoporose.

Schnellschnitt: noch während der Operation am Gefrierschnitt gestellte Diagnose, ob Krebs vorliegt oder nicht. Ermöglicht die unmittelbare Entscheidung über das operative Vorgehen.

Seborrhoe: Schmerfluß. Verstärkte Talgsekretion, fettige Haare, Ursache: erhöhte Androgenwerte.

Sekret: Absonderung einer Drüse.

Sekretion: Absonderung eines Sekrets. Innere Sekretion = Absonderung von Hormonen.

Sekretionsphase: Umwandlung des durch Östrogene proliferierten Endometriums durch Progesteron, siehe dort.

Senium: Alter, ab 65. Lebensjahr.

Speculum: Spiegel, Instrument zur Entfaltung der Scheide und zur Einstellung des Muttermundes.

SPA: Single Photone Absorption = Messung der Knochendichte durch Absorptionsmessung mit nur einem Strahlengang eines radioaktiven Elements. Siehe DPA.

SPX: Messung der Knochendichte mit besonderer Röntgenstrahlenmethodik.

Spongiosa: schwammartige Knochenstruktur im Inneren des Knochens, z. B. Wirbel, siehe Compacta.

Streß: seelische Belastung. Kann körperliche Beschwerden auslösen. Andererseits kann körperliche Überforderung oder können Schmerzen und Beschwerden Streß bewirken.

Substitution: Ersatz fehlender Hormone.

Symptome: Krankheitszeichen. Ihre Gesamtheit ermöglicht, wenn sie typisch sind, die Diagnose der ursächlich verantwortlichen Erkrankung.

synergistisch: gleichgerichtet zusammenwirkend, sich gegenseitig verstärkend (Synergismus).

T

Testes: Hoden, die männlichen Keimdrüsen, bilden Testosteron.

Testosteron: wichtigstes männliches Hormon des Hodens. In geringeren Mengen auch bei der Frau vorkommend (Ovarien, Nebennierenrinde).

Theca: Zellschicht am Follikel, in der Androgene gebildet werden.

Therapie: Behandlung.

Thorax: Brustkorb. Röntgen-Thorax: Röntgenaufnahme der Lunge.

Thrombo-Embolie: Verschleppung eines Thrombus über das Herz in das arterielle Gefäßsystem, wo er in den Endgefäßen steckenbleibt. Ergebnis: Infarkt (siehe dort).

Thrombose: Bildung eines Blutgerinnsels an der Venenwand.

Total-Operation: Entfernung des ganzen Uterus (mit Adnexen).

Tranquilantien: Medikamente, die entspannend wirken.

Tube: Eileiter.

Tumor: Geschwulst, kann gut- oder bösartig sein.

U

Ulna: Elle. Unterarmknochen. Häufiger Bruch bei gefallenen Osteoporosepatientinnen.

Ultraschall: Methode, durch Reflexion von Schallwellen innere Organe abzubilden, beispielsweise Blase, Scheide, Uterus, Gebärmutterhöhle, Endometrium, Ovarium, Zysten, Geschwülste, Struktur der Brüste.

Uterus: Gebärmutter.

V

Vagina: Scheide.

Vegetatives Nervensystem: Teil des Nervensystems, der vom Willen nicht beeinflußbar ist und die inneren Organe versorgt, wie Herz, Unterleibsorgane und Darm.

Vene: zum Herzen zurückführendes Blutgefäß.

Virilisierung: Vermännlichung. Bei der Frau durch überhöhte Androgenproduktion. Virilismus: Krankheitsbild mit Virilisierung.

Vitamin D: Calciferol, fettlöslich. Bedarf: bis 1000 Internationale Einheiten pro Tag. Zur Mitbehandlung bei Osteoporose. Wird in Leber und Niere zu einem Hormon umgebaut: Calcitriol. Verbessert die Kalziumaufnahme im Darm und vermindert die Kalziumausscheidung über die Nieren.

Vulva: große und kleine Schamlippen.

W

Witwenbuckel: kyphotische Verbiegung der Wirbelsäule durch Zusammenbrechen der Wirbel infolge Osteoporose. Folge: Abnahme der Körpergröße.

Z

Zervix: siehe Cervix, Cervixkarzinom.

Zwischenhirn: siehe Hypothalamus.

Zyklus: das gesamte Geschehen zwischen zwei Regelblutungen, nämlich am Ovar und am Endometrium und im Stoffwechsel.

Zyste: ein- oder mehrkammeriges sackartiges Gebilde, mit Flüssigkeit gefüllt, oft vom Ovar ausgehend, Follikel- oder Corpus luteum-Zyste, Brustzysten.

Zystoskopie: Blasenspiegelung.

Zytologie: Wissenschaft von der Beurteilung abgeschilferter Zellen nach Färbung im Mikroskop. Siehe Papanicolaou.

Hilfreiche Anschriften

Arbeitskreis für Gesundheit
im Alter
Sekretariat Dr. Th. Kuncik
Postfach
91250 Nürnberg

Berufsverband der Frauenärzte
Geschäftsstelle
Postfach 20 03 63
80003 München

Bundeszentrale für gesundheitliche Aufklärung
Ostmerheimer Straße 200
51109 Köln
Tel.: 02 21/8 99 20

Bundesministerium für Frauen
und Jugend
Rochusstr. 6–10
53153 Bonn
Tel.: 02 28/93 00

Deutsche Arbeitsgemeinschaft
für Selbsthilfegruppen
Friedrichstraße 28
35392 Gießen
Tel.: 06 41/7 02 24 78

Deutsche Gesellschaft für
Ernährung
Postfach 93 02 01
60457 Frankfurt
Tel.: 0 69/9 76 80 30

Deutsche Gesellschaft für
gesundes Leben mbH
Darmstädter Straße 63-67
64404 Bickenbach
Tel.: 0 62 57/50 01 11

Deutsche Menopausegesell-
schaft
Sekretariat: Frau Dr. med. M.
Dören
Universitäts-Frauenklinik
Albert-Schweitzer-Straße 33
48149 Münster
Tel.: 02 51/831

Gesellschaft für Inkontinenz-
hilfe
Friedrich-Ebert-Straße 124
34119 Kassel
Tel.: 05 61/78 06 04

Kuratorium Knochengesund-
heit e. V.
Sekretariat: Frau C. I.
Schnepper
Hettenbergring 5
74889 Sinsheim
Tel.: 0 72 61/9 21 70

Selbsthilfegruppe Frau und
Gesundheit e. V.
Helenenweg 15
40822 Mettmann

Senioren Schutzbund
Hans-Sachs-Straße 1
42281 Wuppertal
Tel.: 02 02/66 55 43

Abbildungsnachweis

Die Abbildungen der Seiten 30, 33 (oben und unten), 34, 37, 56, 57, 58 (oben), 65, 71, 73, 74, 77 (oben und unten), 78, 79, 81, 130, 172, 173 (oben), 176 (oben und unten), 185, 192, 197, 198, 199 wurden freundlicherweise von der Kali-Chemie Pharma, Hannover, zur Verfügung gestellt.
Die Zeichnungen der Seiten 94 und 95 stammen von Hans-Joachim Behrendt.
Alle übrigen Abbildungen und Tabellen stellte der Autor zur Verfügung.

Register

Bitte beachten Sie
die folgende Seite

Heidelore Kluge

Der sanfte Trend beim Frauenarzt

Ullstein Buch 30356

Ullstein/
Journal für die Frau

Frauen wissen heute, daß sie sich selbst für ihren Körper verantwortlich fühlen müssen, um gesund zu bleiben. Sie wollen sich mit kompetentem Problembewußtsein beobachten und die physiologischen Vorgänge verstehen, damit sie Beschwerden, Schmerzen und Krankheiten wirksam vorbeugen, lindern und die Heilung unterstützen können. Besonders in der Frauenheilkunde führen oft viele verschiedene Wege zum Erfolg. Naturheilkundliche Maßnahmen ergänzen häufig die notwendigen schulmedizinischen Methoden: Entspannungsübungen, sinnvolle Ernährung, Kräutertees, Bäder u. a. stehen an der Spitze des »sanften Trends«.
Ein Buch, das differenziert und klar verständlich medizinische Grundlagen zur Entscheidungshilfe bietet, bisher unbekannte Wege aufzeigt und zur sinnvollen Eigeninitiative anleitet.